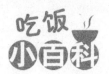

临床营养专家
王兴国／著

吃好三顿饭

中国华侨出版社

图书在版编目（CIP）数据

吃好三顿饭 / 王兴国著. —北京：中国华侨出版社，2014.7

ISBN 978-7-5113-4823-4

Ⅰ.①吃… Ⅱ.①王… Ⅲ.①饮食营养学 Ⅳ.①R151.4

中国版本图书馆CIP数据核字（2014）第176055号

吃好三顿饭

著　　者/王兴国
出 版 人/方　鸣
选题策划/刘　峰　于善伟
责任编辑/落　羽
封面设计/艺海晴空
版式设计/睿佳工作室
经　　销/新华书店
开　　本/700mm×970mm　1/16　印张 / 18　字数 / 200千字
印　　刷/小森印刷（北京）有限公司
版　　次/2014年11月第1版　2014年11月第1次印刷
书　　号/ISBN 978-7-5113-4823-4
定　　价/32.00元

中国华侨出版社　北京市朝阳区静安里26号通成达大厦三层　邮编:100028
法律顾问：陈鹰律师事务所
发 行 部：（010）82605959　传真：（010）82605930
网　　址：www.oveaschin.com
E-mail：oveaschin@sina.com

如发现印装质量问题，影响阅读，请与印刷厂联系调换。

前　言

　　作为专业营养医师，我从事饮食营养工作20年，最想与大家分享的却是健康饮食无秘诀，没有一蹴而就或一吃就灵的神奇食物，只能靠日积月累地改进，科学合理地一日三餐，坚持进行体育活动等才能获得。这些健康原则听起来很老套，却是不折不扣的真理。

　　这些年里我读到过很多宣称饮食治病的"秘籍"，接触过一些堪称另类的饮食疗法，研究过多个作者提出的饮食养生方案，之后得出的结论是，它们要么缺乏实效，注定是昙花一现；要么其效果通过日常饮食搭配也能获得，没必要那么偏执和极端地奉行。这些杂七杂八的养生方法很容易让人忽视日常饮食搭配、吃好一日三餐的重要性和有效性。

　　因此，我一直在自己写的书里强调做好日常饮食搭配，吃好一日三餐,这一本书也不例外。不过,随着经验的积累,我越来越认识到,关于健康饮食的说法多如牛毛,难以在任何一本书里面面俱到。唯有抓住关键词、中心点和基本原则才能做好日常饮食搭配,事半功倍。这正是本书想要达成的目标,抓住关键,以点带面,简单实用。

我过去一直坚持半专业半科普的写法,但这一次要尝试纯科普写法,不强调指南、规范或权威文件,不追求层层递进的知识结构,而是直接讲述一日三餐。这更像一场朋友交谈或科普讲座,轻松随意。在交谈讲述过程中,一系列健康饮食基本原则贯穿其中,各种关键词或中心点浮现其外,各项注意提醒不离左右。总之,这是一本可以边吃边读的"桌边书"。

20年来,我经常在工作时、生活中、网络上谈论饮食营养话题。我发现人们对饮食的理解和偏好丰富多彩,正如他们选择丰富多样的食物。不同地域、不同人群、不同经济水平、不同信仰的人们在选择食物的时候,是如此不同!如果再加上不同国度或地区、不同文化背景带来的饮食差异,我们不由得要发出感慨,这些形形色色、五花八门的食谱、饮食习惯和风俗居然都可以维持人类生存和健康。在这千差万别的外表下面,真有共同的、不可或缺的健康饮食基本原则吗?

答案当然是有的,营养学就是回答这一问题的专门学问。食谱千差万别的表象之下是共有的简单事实:食物提供营养物质,如蛋白质、脂肪、碳水化合物、维生素和矿物质等。这些营养素满足人体生理和代谢需要,维持人类生存和健康。如何通过食物摄入营养素,从而更好地满足生理需要、促进身体健康?就这一问题,营养学研究已经确立了一些基本而重要的原则,比如食物多样化,蛋白质是最重要的营养素,奶类和大豆食品是钙的最好来源，肉类中铁的吸收率远高于其他食物，多吃蔬菜水果有助防癌等等。这些原则可以指导人们的饮食生活，并解决诸如糖尿病、血脂异常、骨质疏松、贫血、某些癌症等饮食营养相关问题。

毫无疑问，本书讨论饮食问题将始终立足于营养学研究确立的健康饮食原则。但如果你把它们理解成僵化的教条或定律，那就错了。人离不开食物，人人都在吃，不论是否掌握了这些健康饮食原则。那人们为什么要读一本专门讲如何吃饭的书呢？显然，边吃边读是为了吃得更好。"更好"有两层含义，其一是更营养更健康，不仅能预防或减少疾病，而且能提高身体活力以及生活品质；其二是没有最好，没有谁掌握了健康饮食的终极真理，也没有谁能遵从所有健康饮食原则，所以抓住关键，把握中心，因地制宜、因人而异地改进现有的饮食生活才是现实而明智的做法。我将要在本书中讲述的正是改进和提高饮食健康水平的一些简单实用建议。

综上所述，饮食秘籍、养生疗法或神奇食物是不存在的，尽管有人编造了不少。统一的最佳食谱也是不存在的，即使存在也难以遵守。简单实用的健康饮食原则以及一些关键词或中心点将指导我们改进自己的食谱，坚持下去会使我们最终受益。

王兴国

2014年5月1日大连

目 录

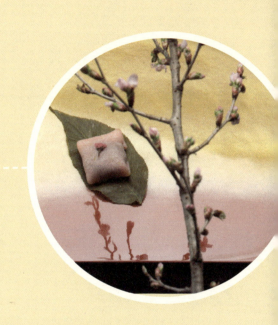

第 *1* 章

三顿饭吃得不当，威胁身体健康

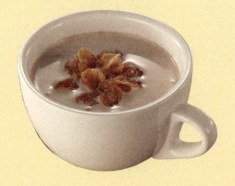

吃对和吃错，结果大不同

大量科学文化知识有时候反而让我们看不到那些简单的真知灼见。一个人数十公斤的身躯和百十来年的寿命基本靠两样东西维持：空气和饮食。前者通过呼吸道进入人体，后者通过消化道进入人体，两者经过复杂的代谢过程，共同维系生存和健康。人之初只是一个小得不能再小的受精卵细胞，之后的皮肤、内脏、骨骼、肌肉和脂肪等一切部件都直接或间接来自饮食中的营养物质（还有空气中的氧）。因此，饮食对生存和健康起决定作用是毫不奇怪的。

然而，有人为了健康拼命寻求、追捧、鼓吹某些补品、药品或保健品，却忽视了日常饮食的作用，不知道健康在很大程度上是由日常饮食决定的，真是舍本逐末。实际上，小到感冒发烧，大到心脏病和癌症等大多数病症，都与饮食有或多或少的联系。比如，均衡饮食、合理营养能提高免疫力，减少感冒发烧；不均衡的饮食则损害免疫力，增加患病的概率。均衡饮食、合理营养能预防心脏病和癌症；不合理的饮食则增加患心脏病和癌症的概率。

有些人很少得病或去医院，有些人则离不开医院，经常或"定期"看医生。这差别与饮食有很大的关系。虽然表面上看，他们每天三顿饭吃得都差不多，但仔细分析他们选择的食物、进餐的方式以及摄入营养与身体状况的匹配程度，也许就会发现差异很大。

抛开疾病不谈。有些人身体结实有力，精力充沛，很有活力；而有些人则病恹恹，精力不足，体力不够，缺乏活力。同样年龄的两个人，身体实际状况可以相差10岁；大致相近的生活水平，有的人可以长寿到八九十岁，而有的人在退休后不久即离世。这些差别是怎么造成的呢？遗传当然是重要原因之一，但不可干预，多说无益。饮食、运动以及更大范围的生活方式则是决定性的、可以干预的因素。

总之，选择食物就是选择健康。这里谨以癌症为例说明，吃健康的食物有助防癌，而吃不健康的食物则增加患癌的概率。统计资料表明，约有40%的癌症与饮食有关，其中包括常见的食管癌、胃癌、肝癌、肠癌、乳腺癌、膀胱癌和肺癌等。高脂肪饮食是结肠癌、前列腺癌、乳腺癌的催化剂。红肉及肉制品摄入过多，增加患结肠癌的风险。腌制和熏制食物增加患食道癌、胃癌和肝癌的风险。咸鱼、槟榔、蕨菜食物等具有一定致癌作用。另一方面，多吃新鲜蔬菜和水果，特别是十字花科蔬菜（白菜、甘蓝、西蓝花、油菜、萝卜等）和柑橘类水果能降低患癌风险。粗粮、豆类、菌藻类等富含膳食纤维的食物也有助于降低患癌风险。

当然，不论预防癌症，还是预防其他疾病，或者促进健康与长寿，重视单种食物往往是不够的，更重要的是膳食结构（饮食搭配）要均衡。

均衡饮食，多样化是基础

有人特别爱吃水果，每天吃好几次，吃很多量；有人只爱吃米饭，从不吃馒头；有人爱吃肉，无肉不欢；有人爱吃菜，没有菜难以下咽。这些

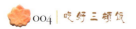

食物偏好本身无所谓好坏，但一旦发展过头，影响到其他食物摄入，饮食搭配不合理，不均衡，那就很不好了。因为归根结底，均衡饮食的基本要求是食物多样化，食物越多样越健康。

人体健康需要通过饮食摄入40多种营养素，它们分布在不同的食物中，没有哪一种或一类食物可以提供全部40余种营养物质。要想获得全面的营养供给，就得选择各种各样的食物。除了食物种类要齐全之外，各类食物的进食量也很重要。进餐要注重种类和数量搭配的健康理念由此产生。

很多人午餐主食是白米饭，晚餐主食还是白米饭。今天这样，明天还这样，一直这样吃，主食单调得不能再单调，这并不符合多样化原则。多样化的主食不仅要有白大米、白面粉，还要有玉米、小米、燕麦、糙米、全麦粉、荞麦等粗粮，以及红豆、绿豆、扁豆、芸豆等杂豆，粗细

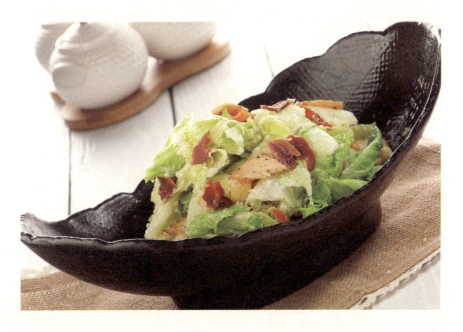

搭配才好。

多样化还要求食谱中既要有植物性食物，如谷类、薯类、豆类、蔬菜和水果，又要有动物性食物，如鱼虾、肉类、蛋类和奶类。如果只吃植物性食物，不吃任何动物性食物，那就违背了多样化原则，偏离了均衡饮食的要求，容易缺乏铁、锌、优质蛋白和维生素B_{12}等主要由动物性食物提供的营养素，往往弊多利少。

比较理想的多样化食谱应该包括十大类食物，即主食（谷类、薯类和杂豆）、蔬菜、水果、蛋类、鱼虾类、畜禽肉类、大豆制品、坚果、奶制品和食用油。此外还有水、盐及各种调味品。不同类别的食物，营养特点不尽相同。当然不是说每天都必须吃得如此齐全，但一段时间（比如一星期）内要吃够十大类别。

肥胖，一定是吃多了

食物种类多样化，越丰富越好，但这绝不意味着要大吃、多吃，相反，每种食物的进食量都要控制在一定范围，不是多多益善，否则很容易发胖。有一个好消息是：研究表明，与单调的食谱相比，多样化食谱其实不易发胖。但不论如何，只要一个人吃的食物没有全部被消耗掉，那么剩余的食物就会变成他身体中的脂肪，日积月累，肥胖由此产生。

肥胖的危害是众所周知的。肥胖者更容易患高血压、冠心病、中风、2型糖尿病、血脂异常、胆结石或胆囊炎、脂肪肝、骨关节疾病、高尿酸血症或痛风、睡眠中阻塞性呼吸暂停以及某些癌症（如乳腺癌、结肠癌和前列腺癌等）。这些疾病是折磨当代人最主要的健康问题。

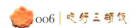

肥胖者与日俱增，但幸运的是，人群中大部分人的体重仍然是正常的。因为人体天生"装载"调控体重的系统，让我们不至于太胖或太瘦。大部分人正是依赖这套系统自动维持健康的体重，尽管他们往往并不在意体重。不过，另外一部分人没那么幸运，天生"装载"的体重调控系统失灵，必须依靠意志力和自我管理才能维持健康体重，否则就会发胖。

生活水平改善，食物随处可得，美食美味增加，体力活动减少，精神压力增大……这些都是破坏体重调控系统的罪魁祸首。但具体到个人，一定要明确，之所以肥胖，就是因为吃太多。"吃太多"是指你摄入的食物没有全部消耗掉，即摄入超过消耗。

有时候，与周围体重正常者相比，肥胖者吃的食物可能差不多，但因为他体力活动少，不运动锻炼，消耗更少，所以相对他的消耗来说，他吃得仍然"太多"。还有的时候，与周围体重正常者相比，肥胖者吃的食物并不多，体力活动也并不少，这就要到身体内部条件中找原因了。人体维持体温、心跳、循环、呼吸等基本生命活动会消耗很多能量。这方面的能量消耗有的人多（不易发胖），有的人少（容易发胖），这种差异与年龄、性别、身体状态以及最重要的遗传因素都有很大关系。简而言之，有的人天生（遗传）容易发胖（基本生命活动消耗较少）。

不论何种情况，肥胖者都应减少进食量，增加运动量。从预防肥胖的角度，则应"量出为入"，即体力活动较多，消耗比较大的人可以多吃一些；体力活动较少，消耗比较小的人则要少吃一些，特别是主食、肉类、油脂、饮料、酒类等高能量的食物。只要能维持健康体重，不胖也不瘦，那就表明进食量是合理的（相对于消耗而言）。

多样化食谱加上健康的体重，这就是科学饮食合理营养的精髓！

饮食失节，损害胃肠

　　胃肠道是接纳、消化和吸收食物的场所，对进食行为和营养物质的利用发挥关键作用。胃肠不好的人，往往偏瘦，说明他进食不足或消化吸收较差。有些人胃肠功能似乎格外强大，生、冷、硬、辣或粗糙的食物来者不拒，号称"铁胃"。不同个体之间的胃肠功能差别之大，常令人侧目。然而，不论本身胃肠功能强大还是较弱，有一些进食习惯会诱发或加重胃肠疾病，或导致营养摄入失衡，应当加以纠正。

　　很多人只用五六分钟就吃完一顿饭，进食速度太快，使大脑不能及时发出"吃饱了"这个信号，导致进食量过多，不但加重胃肠道负担，还容易发胖。所以进餐要放慢速度，尽量细嚼慢咽，认真体味各种食物的味道，合适的进餐时间大约在

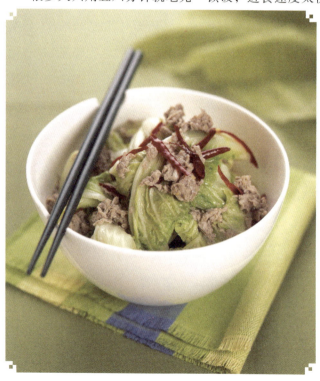

30分钟左右。

有人进餐间隔太长，不吃早餐，或者工作一忙起来就忘了吃饭，一天只吃一餐。偶尔一两次这种情况，可能不会有什么问题，但如果经常或长期如此，则势必损害胃肠健康，更不利于摄入均衡营养。一日早、午、晚三餐是人体较为适应的进餐模式，虽然并没有证据说每天吃两顿或一餐就肯定不行，但的确有调查发现，每日三餐比两餐或一餐更有益于健康，肥胖或营养不良的情况较少，消化功能较稳定。

进餐时不要大量喝水，包括茶、啤酒、饮料和汤等，否则会冲淡消化液，降低消化酶的浓度，不利于食物消化吸收，易导致饱胀、胀气、稀便等消化道症状。不过，进餐之前适量饮水或喝汤则是有益的，能润滑胃肠道，并促进消化液分泌，让肠道提前作好消化食物的准备。

喜欢吃较烫的食物，或饮用很热的热水也是不良习惯，高温会损伤食道黏膜和胃黏膜，诱发炎症，并增加患胃癌的风险。爱吃烫食也容易导致肥胖。

腌制食物、咸菜、榨菜等高盐食物和熏制食物摄入过多也会损害胃黏膜，加重幽门螺杆菌（导致胃炎和胃溃疡的主要细菌）对胃黏膜的侵袭，并增加患胃癌或肝癌的风险。

酒精，尤其是高度白酒可以直接"灼伤"胃黏膜，很多人喝白酒后又辣又痛的感觉正是由此而来。即使喝白酒后没有感觉辣痛，也很可能是神经麻木的结果，酒精对胃黏膜的损伤仍然存在。有调查表明，每天饮白酒2～3两，胃炎发病率可达60％，饮酒成瘾者约有80％的人患有胃炎。此外，很多人不知道，吸烟（烟草烟雾）也会加重胃黏膜损害。

有些食物刺激性很强，如辣椒、咖喱、胡椒、芥末、洋葱、大蒜、浓茶、咖啡以及特别酸的食物，食用时一定要因人而异。如果进食后感觉胃肠不适，应该加以限制。当然，如果并无不适，适量摄入这些食物也是无害的。

值得注意的是，对胃肠的保护不能过头，过多的"忌口"有害无益。这不能吃，那不能吃，饮食不够全面，营养不够均衡，无益于胃肠疾病的康复。因此，即使胃肠不好的人，也应尽量均衡地摄入多样化的饮食。

人们一度认为，生、冷、凉、热、黏、硬、粗糙的食物会"伤害"胃黏膜，是胃肠道疾病的罪魁祸首，然而，现在已经知道，幽门螺杆菌感染才是导致慢性胃炎和溃疡的最重要的病因，这些刺激性食物与幽门螺杆菌感染并无直接关系。因此过分、过多的忌口实无必要。

进一步的认识是，胃肠道的健康可能也需要"锻炼"，即适当吃一些生、冷、凉、热、黏、硬、粗糙或刺激性的食物是有益的。正如身体（哪怕患有慢性病）需要锻炼一样，胃肠道也需要锻炼。要理解这一点，就不得不学习一个重要的生理学知识——胃的"适应性细胞保护作用"，即经常存在的弱刺激可有效地减轻或防止相继而来的强刺激对胃黏膜的损伤。也就是说，经常给予胃黏膜一些不是很强的刺激因素，如冷、热、硬、酸、辛辣等，可以把胃锻炼得更健康，具有更强的防御强刺激的能力，更不容易患胃炎、胃溃疡等疾病。其实，不单胃，这种保护作用在肝、胰等组织中也可观察到。它极可能是机体的一种普遍性适应现象。

千万不要以为我主张多吃生、冷、凉、热、黏、硬、粗糙的刺激性食物，适当、适度才是关键。所谓"适当"或"适度"是指以不出现胃痛或胃胀等症状为前提，或以不加重胃炎或胃溃疡症状为前提，"胃以喜者为补"。不过，如果哪怕吃一点点冷的、硬的或粗糙的食物都会觉得胃不适，这通常意味着食用者患有胃炎或胃溃疡，应尽早就医用药治疗。当然，"锻炼"胃肠应该以增加营养素摄入为目的（比如吃生的新鲜蔬菜或水果），而不应为了刺激而刺激（比如吃雪糕、喝生水等）。

除食物外，很多药物也会损害胃肠功能，如阿司匹林、去痛片、安乃近、保太松、激素以及一些以毒攻毒的中药等。

🍊 吃错食物，易患心脏病

中国居民每年约有40%的死亡是由中风（脑卒中）、心肌梗塞（冠心病）等心血管系统疾病造成的，比其他任何一种疾病都多，是影响健康和寿命的第一大问题。

心肌梗塞和中风通常是急性发作，主要是由于血管堵塞导致血液不能正常流入心脏或脑部。中风也可能是因脑血管破裂或血栓出血造成。不论哪种情形，绝大多数病例都是慢性、长期形成的。世界卫生组织（WHO）报告指出，大约80%的冠心病和脑血管病是由不健康的饮食、缺乏身体活动和吸烟等因素造成的。

肥肉、肥禽、奶制品（如奶油）和棕榈油（广泛用于饼干、方便面、面包、零食等）含有较多饱和脂肪酸，过多摄入会导致血脂异常（包括甘油三酯和胆固醇升高），与冠心病等心血管病有不可脱卸的关系。

氢化植物油（如起酥油、人造奶油）及其制品（如起酥面包、饼干、蛋糕、植脂末）、油炸或油煎食品、高温精炼植物油（包括家庭用烹调油）和反复煎炸的植物油（常见于食品工厂或餐饮店）含有较多反式脂肪酸，摄入过多也会导致血脂异常，增加患冠心病等心血管病的风险。

肉类、动物内脏、皮、脑、奶油和蛋黄含有大量胆固醇，必须合理地控制摄入量，否则会导致血液胆固醇异常升高，从而导致冠心病、动脉粥样硬化等心血管病。

食盐（氯化钠）以及某些高盐或高钠的食物，如酱油、酱、榨菜、腌菜、味精、鸡精、小苏打等，会使血压升高，并增加患高血压的风险。口味咸淡关系心血管健康，这些小小调味品对健康的重大影响值得重视。

另外，经常食用粗粮、豆类、蔬菜、水果、鱼类、坚果、橄榄油、茶油等食物以及喝茶则有助于降低患心血管疾病的风险。

饮酒与心血管病的关系有点复杂。有确切的证据表明，适量（少量）饮酒可以降低患冠心病的风险，不论白酒、啤酒，还是葡萄酒，都有类似的作用。但是，饮酒似乎只对预防冠心病有益，对高血压、脑卒中等其他心血管病并无益处，而且饮酒很容易过量，过量饮酒对心血管、胃肠和肝脏均有害处。因此，不宜用饮酒的方法来预防冠心病，应限制饮酒，不喝或尽量少喝。

咖啡与心血管病的关系日渐明朗。除了未过滤的熟咖啡会升高胆固醇之外，其他类型的咖啡，包括过滤的熟咖啡、速溶咖啡等对心血管系统无害。

有细无粗，血糖升高

2007年的统计显示，我国20岁以上的成年人糖尿病患病率为9.7%，成人糖尿病总数达9240万，已成为糖尿病患病人数最多的国家。糖尿病患者更容易患心血管疾病，常伴有高血压和血脂异常，引发的视网膜病变可导致失明，糖尿病足严重者可导致截肢，糖尿病还是造成肾功能衰竭的最常见原因之一。

2010年，根据上海瑞金医院宁光教授等人发表在《美国医学会杂志》（JAMA）上的报告，中国成年人糖尿病患病率达11.6%，糖尿病前期率为50.1%（按美国现行标准诊断，与中国标准略有不同），两者合计高达61.7%！也就是说，中国成年人约60%是高血糖状态，血糖正常者不足四成！患病比例超过美国和欧洲，格外严重。

白米饭、白米粥、白馒头、白面条、白面包等"精制谷物"（细粮）都是能快速升高血糖的食物，餐后血糖会大幅升高，增加胰腺分泌胰岛素的负担，对预防糖尿病或糖尿病前期非常不利。相比而言，粗粮升高血糖的速度较慢，幅度较低，有助于避免餐后高血糖，防治糖尿病或糖尿病前期。

可惜的是，很多人吃粗粮实在太少了。按照美国农业部《膳食指南》（2010年）的建议，粗粮应该占所有进食谷物的50%。按照中国卫计委《膳食指南》（2007年）的建议，每天应吃一到二两粗粮。虽然"粗细搭配"是一条广为接受的健康饮食原则，但是真正能做到的寥寥无几。日常饮食中应增加粗粮比例，粗细搭配，粗细相当或以粗为主。

不少人甚至不知道何为粗粮，或者只吃过玉米饼子、小米粥等个别粗粮品种。实际上，粗粮有三大类。第一类是小米、玉米、高粱、黑米、燕麦、荞麦等杂粮。第二类是绿豆、红豆、芸豆、饭豆、扁豆等杂豆。第三类，就是在国外备受重视的全麦面粉或糙米，在国内的很多超市也能买到。

有人担心粗粮吃多了对胃肠不好，这是没有必要的。要知道，在人类漫长的历史中，以细粮为主的时间很短，是在19世纪发明滚筒磨面机之后才开始的。而在那之前的数千年里，人类主要以粗粮为主食。吃粗粮不会损害胃肠，少数胃肠功能较弱者要注意粗粮的烹调方法，做得软一些，易消化一些，是完全可以的。

大部分年轻人没有吃粗粮的习惯，他们不爱吃粗粮的理由常常是"粗粮不好吃"、"咽不下去"等。其实，只要讲究烹调方式，比如煮杂粮粥、燕麦粥、绿豆粥、杂粮米饭、杂豆米饭、豆沙包、全麦馒头、玉米鸡蛋饼等，通过将原材料提前浸泡数小时、开锅后再多煮20分钟、用高压锅或压力锅煮饭、与细粮混合等方法，粗粮完全可以美味可口，嚼有余香。

除精制谷物外，炸薯条、雪米饼、薯片、虾条、虾片等膨化食品也是会快速升高血糖的食物，饮料、蜂蜜、大枣、西瓜等也有类似的作用。虽然大多数水果升高餐后血糖的作用并不强，但是不建议一次性大量（比如超过1斤）摄入水果，否则也会造成餐后血糖水平异常。

研究发现，如果单独吃一碗白米饭，餐后血糖升高幅度是比较大的，但如果白米饭搭配鱼类、肉类或蛋类等高蛋白食物，则餐后血糖升高幅度比较小，如果再搭配较多的蔬菜，则餐后血糖升高幅度更小。因此，最好不要单独吃主食类食物，如一碗白粥、一碗面条、一块面包或几个包子，吃主食的时候应尽量搭配一些高蛋白食物和蔬菜，每餐食物种类多一些，食谱复杂一点，对控制餐后血糖非常有益。

只吃不动，脂肪肝不请自来

像肥胖一样，脂肪肝是非常典型的能量过剩之病。过多的食物摄入，较少的体力活动，导致体内脂肪累积。如果脂肪储存在皮下、内脏周围，那就是肥胖；如果脂肪储存在肝脏内，则是脂肪肝。实际上，脂肪肝也经常与肥胖同时发生，几乎所有的脂肪肝患者都是超重或肥胖的。由此不难理解，减肥可以明显改善脂肪肝。

减肥防治脂肪肝的效果之好，可以从一位"暴走妈妈"身上看到。时年55岁的武汉人陈玉蓉，想把自己的肝脏移植给患肝病需要肝移植的儿子，但她是脂肪肝，不能移植，必须先治疗脂肪肝之后才能移植。救子心切的伟大母亲在7个月的时间里，每天坚持步行10公里减肥，体重由66千克减至60千克，脂肪肝消失了，最终肝移植成功。她也因此被评为2009年"感动中国"十大人物之一。

与体重相比，腰围可能更值得关注。腰部脂肪堆积（腹型肥胖）往往意味着内脏周围有大量脂肪，所以更容易患脂肪肝和其他慢性病。"皮带越长寿命越短"是非常有道理的说法。根据目前国内的标准，成年男性腰围超过85厘米（2.6尺），女性腰围超过80厘米（2.4尺），即为腹型肥胖（俗称"大肚子"）。

腰腹部赘肉堆积者必须知道，这里的脂肪主要来自三大类食物：一是酒类和饮料；二是烹调油、肉类和加工食品中的脂肪；三是白米饭、白米粥、白馒头、白面包和白面条等细粮主食。这些食物通常能提供大量的能量，如果没有相应的体力活动来消耗它们，就很容易形成腰腹部赘肉。

饮酒对脂肪肝的"贡献"十分突出。大量饮酒、酗酒可以导致"酒精性脂肪肝"。中等程度的饮酒往往也与"非酒精性脂肪肝"有关。前者需要戒酒，后者需要严格限制饮酒量。酒要少饮，最好不饮，这是健康饮食的重要原则之一。因为不含酒精，饮料看似更健康一点儿，但甜饮料中常常含有大量的糖或糖浆，消化吸收后也会在肝脏内转化为脂肪，容易导致肥胖和脂肪肝。因此饮料也要限量少喝，最好不喝。

摄入过多脂肪，是造成肥胖和脂肪肝的重要原因，也与心血管病、糖尿病以及某些癌症有关。脂肪主要来源有三个：一是烹调油，如大豆油、花生油、菜籽油、玉米油、猪肉、奶油等；二是高脂肪天然食品，即肉类（肥肉、五花肉、排骨、肥牛、肥羊、牛排、鸭肉、鹅肉等）、动物内脏、奶类、蛋类、坚果等；三是加工食品，如膨化食品、饼干、软质面包、方便面、汉堡等。吃这些食物时一定要限定数量，不可被口腹之欲左右。相比而言，粗粮、蔬菜、水果、大豆制品、脱脂奶粉或低脂奶、蛋清（不包括蛋黄）、鱼虾、瘦肉等则属于低脂肪食物，有助于避免摄入过多脂肪。

谷类（主食）含有较多淀粉，消化吸收后会在肝脏转化为脂肪，因此过量摄入主食也会导致肥胖和脂肪肝，每餐只吃八分饱是个好习惯。

很多人梦想不节食、不运动就能减掉腰腹，或者通过某种方法专门"细腰平腹"，然而减肥没有捷径，局部减肥也必须通过全身减肥来实现，"少吃多动"或"管住嘴，迈开腿"就是不二法门。运动（体力活动）形式多种多样，快走、慢跑、骑车、跳舞、跳绳、游泳、羽毛球、网球、乒乓球、广播体操、健身操等无一不可，因地制宜，总能找到适合自己的运动。糟糕的是，调查表明约90%的人都没有养成规律运动的好习惯，难怪目前脂肪肝已经成为仅次于病毒性肝炎的第二大肝病。

🍊 有素无荤，易患贫血

贫血是很常见的一种疾病，特别是女性贫血、老年人贫血和儿童贫血。贫血十有八九是由铁元素缺乏造成的，故又称缺铁性贫血。血红蛋白负责运送氧气，而铁是构成血液中血红蛋白的关键元素。贫血会影响人体氧气运输，从而出现面色苍白、疲乏、困倦、虚弱、怕冷、免疫力低下、毛发干燥、头晕、记忆力减退等症状。

肉类、鱼虾、动物肝脏和血液是铁的良好来源，不但含铁较多，而且吸收率比较高。吸收率高特别重要，铁能否吸收是防治缺铁性贫血的关键。有些植物性食物，如大枣、红糖、菠菜、木耳、红豆、芝麻、桂圆、山楂等虽然也含有较多铁，但吸收率太低（大多不到5%），防治贫血的效果很差。

谷类、薯类、豆类、蔬菜、水果和坚果等植物性食物要么含铁很少，要么很难吸收，所以如果只吃素食，不吃肉类的话，就很难获得足够多的铁，从而患缺铁性贫血的可能性大增，尤其是某些敏感人群，如孕妇、儿童、老人以及患有胃炎、肠炎、肾炎、子宫肌瘤、月经过多等出血性疾病的人。

值得注意的是，奶类和蛋类虽然也是动物性食物，但并不是铁的良好来源，前者铁含量极低，后者铁吸收率极低。如此一来，肉类（包括内脏和血液）和鱼虾防治缺铁性贫血的作用更显得独一无二了。

素食者怎样才能获得充足的铁并避免贫血呢？首先要选用强化铁的食物，如加铁酱油、铁强化面粉、加铁奶类等。其次是进餐时服用维生素C或者醋、酸果汁等，它们可以促进铁吸收。最后，也是最保险的措施是服用含铁的营养补充剂。

除缺铁性贫血外，素食者还容易患另外一种贫血——缺乏维生素B_{12}导致的贫血。维生素B_{12}在人体内发挥重要作用，不但与造血功能有关，还与神经（大脑）功能有关。如果维生素B_{12}缺乏，就会出现虚弱、疲乏、没有食欲、便秘、健忘等症状，严重时会导致痴呆。

要命的是，只有鱼、肉、蛋、奶等动物性食物中含有维生素B_{12}，植物性食物，包括谷类、豆类、薯类、蔬菜、水果、坚果等都没有维生素B_{12}。所以严格的素食者（鱼、肉、蛋、奶等所有动物性食物都不吃）必然缺乏维生素B_{12}，只是轻重程度不一，轻者未必都有明显症状罢了。当然，素食者可以通过服用维生素B_{12}制剂，或者吃强化维生素B_{12}的营养品来补充它。蘑菇、香菇等菌类以及大酱、面酱、腐乳等发酵食品也含有少量维生素B_{12}，但吸收率很低，聊胜于无。

总而言之，素食其实属于偏食，有利有弊。荤素搭配的均衡饮食才是最健康的。素食者要特别注意饮食搭配，或服用营养素补充剂，才能把贫血或其他营养素缺乏病的风险降至最低。

🍊 蛋白质不足，肌肉衰减

50岁以后，随着年龄增长，身体成分悄悄发生了变化，肌肉逐渐减少，脂肪逐渐增多。直接后果是代谢降低、体质下降、体力不足、体型走样等；间接后果是影响关节稳定，易出现骨性关节炎、关节退行性改变、骨质增生、骨刺、腰间盘椎突出等，严重者活动能力降低、步速缓慢、行走困难、步履蹒跚、摔倒骨折等。

如何才能减缓肌肉衰退，保持体力和体质，预防骨关节疾病呢？摄入适量的奶类、肉类、鱼虾和蛋类等高蛋白食物非常重要。蛋白质不但是肌肉的主要成分，还能促进肌肉合成。研究表明，奶类蛋白质和肉类蛋白质对肌肉的作用最强，这与它们都富含一种特殊的氨基酸——亮氨酸有关。

因此，奶类和肉类等富含优质蛋白的食物是均衡饮食的重要组成部分之一，老年人饮食亦应如此。那种认为老年人宜粗茶淡饭、不要吃肉的观点是

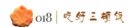

十分片面的。有研究表明，老年人每餐摄入一定量的优质蛋白能最大限度地刺激肌肉合成，减缓肌肉衰退。饮食荤素搭配的中老年人肌肉量显著高于同龄素食者。

当然，仅仅靠喝奶、吃肉是不够的。为了减缓肌肉衰退，要加强运动，特别是哑铃、杠铃、骑车、游泳、健身器械、俯卧撑、仰卧起坐、蹲起等需要肌肉用力的锻炼形式，作用更为显著。一般认为，每周锻炼2～3次，每次30分钟就可以获得较好效果。

营养不全面，皮肤不健康

绝大多数女性都是化妆品或护肤品的拥趸，但昂贵的乳霜和化妆水只能起到表面作用，全面的营养才是皮肤深层健康的基础。对皮肤质地和肤色而言，没有其他东西能代替饮食的作用。

皮肤是营养的晴雨表，营养缺乏一定会导致皮肤问题。几乎任何一种营养素，不论是维生素，还是矿物质，抑或蛋白质和脂肪缺乏时都会引起皮肤病的症状。比如，缺乏蛋白质会导致皮肤粗糙、松弛、变薄、暗淡和水肿等；缺乏维生素B_2会导致皮肤粗糙、皮炎、红斑和分泌物增多等；维生素E缺乏会导致皮肤干燥、松弛、老年斑、日晒斑等；维生素A缺乏会导致皮肤干燥、枯黄、角化和丘疹等。

因此，要想皮肤好，必须摄入均衡、全面的营养。皮肤有问题，很多时候无法确定到底是缺乏哪种营养素，因为缺乏不同营养素可能会引起相同的皮肤问题，但可以确定的是，如果皮肤有问题时要改进自己的食谱，使之更均衡、更全面。

多喝水，别太瘦（保有适量的皮下脂肪），饮食不要过分清淡，适当防晒，女性服用雪蛤（林蛙）、蜂王浆等含有雌激素的食物，以及多吃豆浆、整粒黄豆、腐乳、豆豉、纳豆等富含大豆异黄酮的大豆制品，均有助于减缓皮肤衰老。而口服胶原蛋白或胶原蛋白肽等，往往并无效果。

🍊 不会吃的人，衰老得更快

皮肤和其他器官的衰老都与氧化反应有很大关系。氧化反应既来自人体内部代谢过程，也来自外部环境中的高温、辐射、紫外线、化学物质、污染物、吸烟、（烹调）油烟等。内外夹攻的氧化反应加速了人体衰老。由此不难理解，一些具有抗氧化作用的食物有助于维持身体年轻态。

新鲜蔬菜和水果富含维生素C，维生素C具有抗氧化作用。所以多吃富含维生素C的果蔬，如菠菜、甜椒、蒜苗、西蓝花、油麦菜、猕猴桃、大枣、草莓、柑橘等有助于延缓衰老。

胡萝卜、西红柿、南瓜、杧果、西瓜、柑橘等红黄颜色的果蔬含有较多"类胡萝卜素"，也具有抗氧化、延缓衰老的作用。

紫薯、蓝莓、紫葡萄、紫甘蓝、紫萝卜等紫色食物富含花青素，花青素是抗氧化作用最强的成分之一。

微量元素硒、锌、铜和锰等也具有抗氧化、抗衰老作用，肉类、鱼虾、贝类、蛋类、坚果和绿叶蔬菜是这些微量元素的良好来源。富硒茶、富硒大米、富硒鸡蛋等是补硒的最佳途径。

坚果、植物油和绿色蔬菜是维生素E的良好来源。维生素E具有优异的抗氧化作用，目前维生素 E 营养补充剂或保健品非常流行。

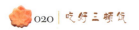

红酒和茶也是常见的能抗氧化的食物。前者抗氧化成分是白藜芦醇，后者是茶多酚。

如果饮食不均衡，营养不全面，特别是缺乏上述抗氧化的食物，那么人体衰老的速度就会加快。此外，过分消瘦、缺乏运动、睡眠不足、精神压力大、激素分泌不足、环境污染、辐射以及某些遗传因素都会加速人体衰老。

烹调方法不当，可能致癌

很多人不知道，不恰当的烹调方法，如油炸、烧烤、烟熏、腌制等，也会产生较多有害甚至致癌的物质，如亚硝胺、苯并芘、杂环胺、丙烯酰胺等。

高温油炸既会破坏食材中的营养成分，增加大量脂肪，又会破坏油脂本身的营养成分，还会产生一些有害物质，如油烟、反式脂肪酸、丙二醛、丙烯酰胺等，反复油炸时尤甚。因此，应尽量少吃或不吃油炸食品。

油煎食品的缺陷与油炸类似。含蛋白质的食材（如肉类、蛋类、鱼类等）与灼热的金属面接触时，会生成致癌物质——杂环胺。油煎时温度越高，水分越少，时间越长，则产生的杂环胺越多。

烧烤肉类的健康危害有过之而无不及。烧烤过程中不但会产生杂环胺，还会产生另外一种致癌物——多环芳烃类化合物。多环芳香烃是最早被认识的、至今也是最主要的、数量最多的化学致癌物，一共包括400多种具有致癌作用的化合物，其代表成分是苯并（a）芘。

淀粉类食物在油煎、油炸等高温处理时，容易产生致癌物丙烯酰胺。检测数据表明，炸薯条、炸薯片、方便面、油条等油炸食品都含有较多的丙烯酰胺。烘焙也是一种高温烹调方式。来自丹麦的一项研究提示，烘烤、焙烧、油煎和烧烤等高温烹饪手段导致面包、肉类和咖啡产生一种复杂的物质——晚期糖基化终产物，该物质会增加胰岛素抵抗，而胰岛素抵抗增加患肥胖、2型糖尿病、高血压、动脉粥样硬化、冠心病等常见慢性病的风险。

腊肠、腊肉、熏肠、熏鱼、熏肉、火腿等烟熏食物（不是用火，而是用热烟熏制）也含有较多的致癌物质苯并（a）芘等多环芳烃类化合物。

腌制蔬菜不但能破坏维生素，使其营养价值降低，还含有较多亚硝酸盐。后者在一定条件下很容易转化为致癌物质亚硝胺。

总而言之，油炸、油煎、烧烤、烘焙、爆炒等高温烹调，以及烟熏、腌制等处理食物的方法会危害健康。相比而言，清蒸、炒、炖煮、熬、汆、煲汤、做馅、生拌等低温烹调方法则更为可取。

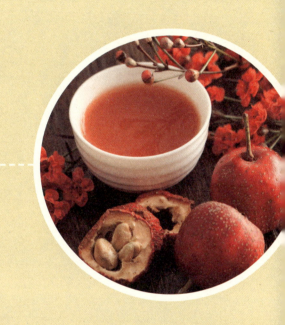

第2章

吃好早餐，十分关键

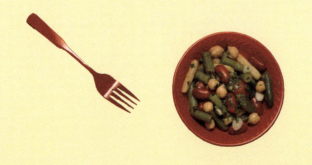

吃好早餐的基本原则

🍊 健康的一天从早餐开始

三餐之中，早餐最令人感叹。很多人买个面包或糕点就是一顿早餐，好一点儿的会加一袋牛奶，差一点儿的加一瓶饮料。还有不少年轻人经常不吃早餐，空着肚子上班上学。大部分人虽然吃早餐，但往往只是单一的恒常模式，或牛奶鸡蛋，或豆浆油条，或粥加咸菜，或剩饭剩菜。只有少部分人早餐吃得很认真，食物种类较多，营养比较全面。

早餐的作用不仅是填饱肚子，还会唤醒我们的身体，补充能量和营养，提高工作效率和健康水平。有人认为早餐吃得差一点儿没关系，午餐和晚餐可以把营养补回来。这在理论上是成立的，但在实践中，那些马马虎虎吃早餐，甚至不吃早餐的人真的会注重午餐或晚餐的营养搭配吗？恐怕他们是不会的，人们对早餐的态度反应了他（她）对饮食营养的重视程度。

品种单一、单调重复是大部分人早餐的真实写照。人们对此的解释或许是"没时间"、"吃习惯了"、"经济方便"、"喜欢吃"等，但这些只是借口，真实原因是不愿意改变，而且对饮食多样化、合理营养的健康原则不够重视。重视早餐搭配和营养的人无须花费更多时间和金钱，也不会耽误上班时间和睡眠。

年轻的上班族在外面对付一口早餐是很常见的，他们要么起得晚、没食欲、来不及，要么住处不具备烹饪的条件，要么被面包、煎饼、油条之类的味道诱惑。令人费解的是，有些老年人也利用外出晨练的机会，在街边摊点吃面条、豆浆、油饼、油条、点心、包子、米粥之类的早餐，有的还买回家吃，不但营养不全面，而且卫生无保障。

吃一顿搭配合理、营养全面的早餐真的那么难吗？一顿质量好的早餐，可以供给人体和大脑需要的能量和营养素，使人精力充沛，思维活跃，工作和学习效率提高，记忆力增强；不吃早餐或吃得不对则使人没有精神，思维迟钝，记忆力下降，甚至会产生低血糖反应——头晕、眼花、心悸、难受等。

早餐为何格外重要

早餐可以说是一天中最重要的一餐，对儿童、学生和脑力劳动者尤其重要，有充分的证据表明，不吃早餐或者早餐吃得很差会使学习成绩下降，工作效率降低，出现低血糖反应，增加患胆结石的风险，不利于营养

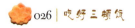

均衡。难怪大家都在谈论早餐的重要性。

不过，与午餐或晚餐相比，早餐到底有何特殊之处？进食早餐之前，是真正的空腹状态，血糖水平很低，因为经过漫长的没有进食的夜晚，血糖消耗殆尽。而在进食午餐或晚餐之前，只有四五个小时未进食，并不是真正的空腹状态，餐前血糖水平没有那么低。进餐之前血糖水平很低，亟待提高，这是早餐与其他餐的主要区别。

正常情况下，血糖（葡萄糖）几乎是大脑工作唯一的能量来源。如果不及时吃早餐或搭配不好，血糖水平不升或波动不稳，上午大脑将得不到稳定的葡萄糖供应，从而降低工作效率，影响思考、记忆和语言表达，严重时会出现低血糖反应，表现出头晕、乏力、意识模糊、晕倒等大脑"罢工"的症状。

因此，合理早餐应该围绕提升血糖、稳定血糖供应展开，并兼顾营养均衡。在摄入均衡营养这一理论要求上，早餐与午餐和晚餐并无区别。但现实问题是早餐往往时间紧张，食欲有限，故大部分人的早餐都是简化版。如何在简便早餐的前提下，做到营养均衡，难度无疑会增加。

除供应血糖和均衡营养外，吃好早餐还有助于预防胆结石等疾病。经过漫长夜晚的积累，早晨起床时胆囊里存满了胆汁，进食早餐会刺激胆囊收缩，并排出胆汁。如果不吃早餐，胆囊中的胆汁不能及时排出，反而不断浓缩积累，增加沉淀形成结石的风险。及时的、搭配良好的早餐对肠道、肝胆的健康真的很重要。

科学吃早餐，搭配有学问

搭配合理的早餐应该同时包括3类食物：第一类是馒头、面包、面条、米粥、米粉等谷类或红薯、山药、马铃薯等薯类，它们主要负责填饱肚子，为人体提供血糖和能量。第二类是高蛋白食物，包括鸡蛋或鸭蛋、牛奶或酸奶、肉类或肉类制品、豆浆或其他大豆制品等，它们主要为人体提供蛋白质和脂肪，使血糖水平维持更长时间，能量更充足，更"抗饿"，并且丰富营养。第三类是蔬菜水果，如开胃小菜、炒菜或纯果蔬汁等，它们主要提供维生素、矿物质和膳食纤维等，使早餐营养更全面。

第一类食物是早餐的基础。如果没有主食类食物，早餐就变成了空中楼阁，不但其他食物中的蛋白质等营养素难以很好地利用，而且不利于提升血糖水平，从而影响身体的工作效率。但如果早餐只有此类食物，没有其他食物，则勉强算填饱肚子，全面营养无从谈起，血糖水平亦难持久。

第二类食物是早餐的关键。如果没有高蛋白食物，早餐整体营养价值大打折扣，而且餐后血糖快速升高后快速下降，难以持久供应大脑所需的葡萄糖。但如果只有此类食物，则蛋白质等营养素将被"浪费"，血糖供应不足，影响大脑工作效率，易出现昏昏欲睡的感觉。

第三类食物使早餐锦上添花，营养更全面。如果没有蔬菜水果，只有第一类和第二类食物，那么早餐只能算合格。再加上蔬菜水果，早餐的营养品质就优异多了。

除早餐的内容外，进餐的方式也很重要。有很多年轻人习惯路边买早餐，边走边吃。这固然节省时间，但对肠胃健康不利，不利于消化和吸

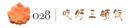

收。另外，街头食品往往存在卫生隐患，有可能导致病从口入。所以最好买回家或者到单位再吃，尽量不要在上班路上吃早餐，以免损害健康。

🍊 提升早餐营养的加减法

经常有人谈论最佳早餐，其实只要上述三大类食物齐备，从每类中选一两种食物组成早餐已经很不错了。如果能多选择一些有助健康的食物，少选择一些不利健康的食物，那就可以说是最佳早餐了。

首先要增加粗粮，如杂粮粥、杂豆粥、小米粥、黑米粥、燕麦片、豆包、全麦馒头、全麦面包、红薯、鲜玉米等。它们的健康效益明显优于白馒头、白面包、白米粥、白面条等精制谷物。

其次要增加水煮蛋、茶叶蛋、低脂或脱脂牛奶、酸奶、豆浆、豆腐、酱牛肉、瘦猪肉等脂肪含量较少或中等含量的蛋白质食物。它们既含有丰富的营养，又不增加脂肪代谢负担。

再次要增加新鲜的蔬菜、水果，或自制的纯果蔬汁等。炒、生拌或蒸都是烹制早餐蔬菜的好方法。

最后要增加核桃、花生、巴旦木、开心果、榛子等坚果。坚果富含蛋白质、脂肪、维生素、微量元素等，营养价值很高，又"抗饿"，特别适合早餐食用，每天一小把即可。而且有研究表明，每天吃一小把坚果，有助于预防糖尿病和心血管疾病等。

做好上述"加法"的同时，早餐做好"减法"也很重要。

首先要减少油条、油饼、蛋黄派、饼干、方便面、起酥面包、点心等添加很多油脂的精制谷物。它们营养价值低，脂肪含量高，虽然方便、好吃、"抗饿"，但无益于营养均衡和身体健康，应少吃或不吃。

其次要减少油煎鸡蛋、培根、火腿、煎牛排、炸鸡腿（汉堡）等高脂肪的蛋白质食物。它们虽然营养价值不低，但脂肪含量太高，经常食用不利于健康，应该少吃。

再次要减少腌制蔬菜、咸菜、榨菜、酱菜等高盐食物。它们营养价值很低，仅能起到刺激味蕾的作用，无益于营养均衡；还含有大量的食盐或钠，对血压不利。

最后要减少果蔬饮料、牛奶饮料、酸奶饮料等各色饮料。它们看上去和喝起来都像是在吃蔬菜、水果或牛奶，但其实那只是糖、香精和其他食品添加剂调制、"模拟"出来的，真正蔬菜、水果和牛奶的含量很少。

不论"加法"，还是"减法"，这些提升早餐营养的措施在家庭自制早餐中容易落实，料理机（搅拌机）、豆浆机、面包机、煮蛋器、电饼铛、酸奶机、微波炉等各种用途的小型家电是很好的帮手。外出购买早餐要想营养搭配得很好难度较大，但仍然是可以做到的，只要你精心选择，不被味道和习惯左右。

早餐食物的"好"与"坏"

🟠 煮蛋，最具价值的早餐食物

蛋是禽类繁育下一代的载体，可以独立支持新生命的孵化与早期生长，必然含有丰富的营养物质。鸡蛋富含优质蛋白，且其蛋白质的营养价值几乎是所有天然食材之最，超过肉类等其他动物性食物。鸡蛋还富含脂肪和磷脂，绝大部分都集中于蛋黄中，很容易消化吸收，蛋清中脂肪很少。鸡蛋黄还是维生素和微量元素的重要来源。因此，鸡蛋（以及其他蛋类）是"补充"营养的最佳食物之一。

不过，蛋类普遍含有较多胆固醇。一个鸡蛋大约含290毫克胆固醇，接近世界卫生组织（WHO）推荐的每日胆固醇摄入限量（300毫克），所以一般饮食建议平均每天不要超过一个鸡蛋（或相当量的其他蛋类）。

蛋类中的胆固醇几乎全部集中于蛋黄，蛋清则几乎不含胆固醇。然而，蛋黄的整体营养价值要高于蛋清，所以"只吃蛋清不吃蛋黄"是没有必要的（需要严格限制胆固醇的病人例外）。

鸡蛋的吃法很多。煎蛋快捷又好吃，适合早餐烹制，但脂肪含量极高，不够健康。蒸蛋羹或荷包鸡蛋无须加油，易于消化，但做法略显烦琐。比较而言，煮鸡蛋既健康又简捷，十分适合早餐食用。煮鸡蛋的最佳状态是蛋清已经凝固，而蛋黄处于半凝固或流动状态，营养流失最少，最容易消化，且卫生安全。要煮到这种最佳火候，需要反复练习，积累经验，或者使用专门的煮蛋器。煮蛋器是一个很巧小的电器，只需按照说明书简单操作，就可以控制蛋的老嫩程度，可按口味任意选择。

茶叶蛋是在煮制过程中加入茶叶，别有风味。因其做法简单，携带方

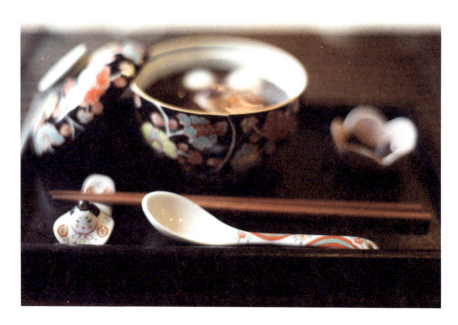

便，多在车站、街头巷尾、超市、游客行人较多之处置小锅现煮现卖，物美价廉。自家制作茶叶蛋也非常简单，配料除红茶外，还可加入八角（大料）、桂皮、花椒、十三香、白糖、酱油、料酒、食盐等，全凭个人口味喜好。

自制一杯美味豆浆

大豆（黄豆）营养价值很高，富含优质蛋白、多不饱和脂肪酸、磷脂、膳食纤维、异黄酮、低聚糖、甾醇、皂苷、钙和维生素等，故《膳食指南》建议应每天食用大豆及其制品。而豆浆几乎保留了大豆中所有的营养物质，是最值得推荐的食物之一。

家庭用豆浆机是一件非常值得拥有的小家电，自制豆浆既简单方便、货真价实，又安全卫生。最重要的是，自制豆浆还能变换口味或配方，使早餐食物更多样。自制豆浆时加入少量花生，可使豆浆增香并口感润滑。还可加入黑豆、小米、玉米糁、芝麻、绿豆等，营养更全面。豆浆制作好之后调入蜂蜜、椰汁、奶粉、炼乳等，既补充营养，又丰富口味。

一般家用豆浆机都要求提前浸泡黄豆10小时左右，即前晚泡黄豆，次晨打豆浆。气温较高时，应放入冰箱或多换几次水，以避免菌类滋生。有些豆浆机无须泡豆子，可以直接打成豆浆。

家用豆浆机全自动工作，基本是傻瓜型的，噪音也不大。把泡好的豆子放进去，按几下按钮，等不到20分钟，过滤一下（有的豆浆机无须过滤），就可以喝豆浆了，特别适应早餐的节奏。豆浆机加热温度和时间都很充分，能确保破坏生大豆中的有毒物质"植物凝血素"和"皂素"等，不必担心豆浆中毒（加热不彻底所致）。

豆浆既可以与鸡蛋搭配，也可以与牛奶混合食用。那种认为豆浆与鸡蛋或牛奶相克的说法是毫无道理的。恰好相反，这些做法不但毫无害处，还会因蛋白质互补提高了营养价值。

如果非要说缺点的话，豆浆的缺点是含钙较少，只相当于牛奶的5%~10%，即喝10杯、20杯豆浆所获得的钙还不及1杯牛奶，因此豆浆不能代替牛奶。当然，牛奶也不能代替豆浆。

低脂奶才是钙的最佳来源

众所周知，奶类是钙的最好来源，1杯（250毫升）普通牛奶约提供250毫克钙，大致相当于成年人钙推荐量的1/3。不过，1杯普通牛奶的脂肪含量约为8克，其中很大一部分是饱和脂肪，还含有不少胆固醇，均是不利于身体健康的成分。

比较而言，1杯低脂牛奶所含脂肪少于4克，还不到普通牛奶的一半，饱和脂肪和胆固醇含量也有所减少，而钙的含量基本没有变化，仍然很丰富。脱脂牛奶的脂肪含量更少，1杯脱脂牛奶仅含1克脂肪，饱和脂肪含量明显减少，胆固醇亦减少许多。因此，低脂牛奶和脱脂牛奶是更好的钙来源。

实际上，不同牛奶产品中脂肪含量相差甚大，低者仅有0.3%，高者可达4.2%，相差12倍之多。理论上，假如每天饮用1杯牛奶，选用4.2%脂肪者将比选用0.3%脂肪者多增加4.6公斤体重。所以为避免体重增加，选用脂肪较少的低脂牛奶或脱脂牛奶更可取。

除肥胖外，低脂奶或脱脂奶还特别适合血脂异常、糖尿病、高血压、胆囊炎、脂肪肝等需要低脂肪饮食的人群。此外，当喝奶量较多时（每天500毫升或更多，多见于青少年、孕妇和老年人），亦建议选用低脂奶或脱脂奶。

总之，就钙和脂肪的"性价比"而言，低脂或脱脂奶类才是钙的最好来源。低脂奶或脱脂奶的缺点是口感没有那么"浓香"，而是有点儿"水"，不少人喝不惯，但这是脂肪含量较低导致的正常现象。

🍊 酸奶营养高于牛奶

牛奶经过发酵制成酸奶后，不但原有的营养成分得以保留，而且吸收率提高了，发酵菌还会合成一些维生素，故整体营养价值有所提高。此外，酸奶里面的发酵菌是活的，无须加热消毒。活菌（乳酸菌）对胃肠道健康有益，故酸奶饮用前不要加热，或只能温热（以不杀死活菌为限，40℃以下）。

不但不要加热，酸奶还要一直存放在低温（冰箱冷藏）条件下，不论在超市还是在家里都应如此，否则酸奶品质下降，口味变差。这是因为酸奶中活的乳酸菌一直在代谢、繁殖，只有低温才能避免它们因过度活跃而加重酸味和酸气，否则严重时会腐败变质。

目前市面最受欢迎的"酸奶"产品大多不是纯正酸奶，而是"风味发酵乳"，加入了果蔬、谷物、糖、胶、香精等，营养价值略低于纯正酸奶。但整体而言，它们仍然是值得选择的奶类制品之一，活菌的健康效益还在，也适合乳糖不耐受者。

🍊 自制酸奶，营养更好

纯正酸奶可以用家庭酸奶机自行制得。酸奶机的原理非常简单，就是保持合适的恒温（40℃左右，6~10小时），使牛奶发酵。只要按酸奶机说明书正确使用，制作出来的酸奶口感、卫生状况不次于市售酸奶，而营养品质更为可靠。

酸奶发酵有两种方法，一种是用市售酸奶当"引子"发酵，这个办法优点是比较方便，缺点是因为菌种不够稳定，口感可能略差。另一种是购买专门的酸奶发酵菌（剂），用酸奶发酵菌制作的酸奶口感和营养品质都比较好。市场上有多种酸奶发酵剂，由不同的发酵菌和（或）益生菌组成，消费者可以酌情选择或更换自制酸奶的发酵剂。

酸奶做好后可以直接饮用，也可放入冰箱冷藏一段时间，口感更好。饮用前还可以根据个人喜好调入水果（如草莓、蓝莓、菠萝、柑橘等）、菜汁、巧克力、蜂蜜等各种食物，以丰富自制酸奶的口味。自制酸奶饮用前无须加热，否则不但会破坏其营养和乳酸菌活性，而且口感会变劣。

🍊 早餐奶，不如普通奶

早餐奶是指添加了谷物的牛奶，给人一举两得的感觉，但其实喝早餐奶不但难以"两得"，而且主要营养素含量比普通奶有所降低，还增加了食品添加剂的摄入。

各品牌早餐奶添加的原料不尽相同，主要就是水、白糖，以及多种谷

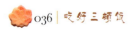

物粉、果蔬粉、香精、食品乳化剂等。好一点的早餐奶添加麦片、米粉和玉米粉等谷物粉，以及香蕉粉、菠萝粉、胡萝卜粉和南瓜粉等果蔬粉；差一些的早餐奶添加糊精粉、谷物香精、蔬菜香精。

添加这些"调味"原料和水、白糖稀释之后，早餐奶的营养价值有所降低。比如早餐奶国家标准要求蛋白质≥2.3%，而普通牛奶要求蛋白质≥2.9%。当然，两者差距并不大，未必一定要在意，早餐奶中主要营养素还在。但无论如何，早餐奶的营养价值并不比普通奶更高。

即使添加各种谷物粉或蔬菜粉的较好产品，早餐奶中的谷物或蔬菜也是微不足道的，不可能替代早餐中应有的谷物和蔬菜。若以为喝了早餐奶就无须再吃谷物或蔬菜的想法未免太天真了。因此，不要望文生义，早餐奶并不是值得推荐的早餐食物。

🍊 粗粮粥，煮出好营养

白米粥最养人的说法流传已久，但其实白米粥的营养是很差的。经过精细碾磨的白米营养价值本来就不高，再经过长时间加热煮成粥，维生素会进一步被破坏。白米粥的唯一"优势"可能是容易消化，但这对胃肠健康的人并无意义，而且容易消化会导致餐后血糖剧烈升高，不利于预防糖尿病以及心血管病等。

用粗细搭配的粗粮粥代替白米粥有三大好处。一是营养价值更高，粗粮是"粗"加工而不是"精"加工的食品，营养素流失少，保留多。二是食物多样化，取长补短，营养更全面。三是消化慢，餐后血糖缓慢升高，"抗饿"，有助预防肥胖、糖尿病以及心血管病等。

各种粗粮都可以煮粥，如小米、玉米、高粱米、黑米、燕麦米、大麦米、荞麦米等，还包括杂豆类，如绿豆、红豆、扁豆、饭豆、腰豆、豌豆、眉豆、豇豆、鹰嘴豆等。它们都可以与大米一起煮粥，小米、玉米、燕麦片等少数粗粮也可以单独煮粥。当然，杂粮粥中也可以加入花生、莲子等坚果，以及干枣、桂圆、枸杞等干果。这些五谷杂粮在普通的农贸市场或超市就可以买到，根据口感随意搭配，不会搭配者，在超市能买到组合出售的杂粮包。

大多数粗粮提前浸泡数小时再煮粥（前一晚浸泡，次晨煮粥）能缩短煮制时间，口感更好。用电饭煲煮粗粮粥比较省事，无须值守，定时即可。用高压锅煮粗粮粥要更胜一筹，时间明显缩短，营养破坏少，但需要有人值守。

煮粥加碱固然能使粥滑润黏稠，但严重破坏营养，非常不可取。粗粮粥中加入糯米、黏黄米、燕麦等可增加黏度，口感更好。

🍊 粗粮面食，全麦豆沙包

与精白大米一样，精白面粉的营养价值也很低，餐后血糖水平也很高。换成全麦面粉（全麦粉）就不一样了，因为没有经过精细碾磨，麦粒的营养精华（麦粒外层）得以保留，所以营养价值更高。全麦面粉含有较多膳食纤维，消化较慢，餐后血糖水平升高缓慢，有助预防肥胖、糖尿病以及心血管病等。因此，尽管全麦面粉颜色暗一些，口感粗一些，发酵的效果差一些，但还是非常值得推荐的。全麦面粉在超市里很容易买到，适用于制作馒头、花卷、面条、饼、豆包、包子、饺子等各种面食，用法与普通面粉完全相同。

很多超市售卖豆沙包（或豆沙），但很少有全麦的，而且豆沙馅也"偷工减料"，要么加入淀粉充数，要么过滤去皮，要么兼而有之，其营养品质与自家制作的豆沙馅相差甚远。制作豆沙馅，红小豆最佳。红小豆又名赤豆、赤小豆、红豆等，是最常见的杂豆之一。其淀粉含量高达60%，蒸熟后呈粉沙性，而且有独特的香气，特别适合制作豆沙馅。

总之，自家用全麦面粉、红小豆制作的全麦豆沙包才是真正的粗粮美食。一次蒸制多个，放入冰箱冷藏，早餐时用微波炉快速加热，或者蒸热，十分方便。

🍊 全麦面包，精心选购或自己做

一般的面包都是用精白面粉发酵制作的，柔软细腻，易于消化，但营养价值较低，餐后血糖水平较高。而全麦面包是用没有去掉外面麸皮和麦胚的全麦面粉制作的，虽然质地较硬，口感较粗糙，但营养价值较高，餐后血糖水平升高缓慢，有助预防肥胖、糖尿病以及心血管病等。因此，全麦面包作为健康食品之一日渐流行。

然而，超市购买的全麦面包往往并不是用100%全麦粉制作的，而是只含有一部分全麦粉，其余主要原料还是精白面粉。要命的是，很多全麦面包中全麦粉的比例很低，甚至比白砂糖的比例还低！这就有名无实了。所以购买全麦面包时，一定要看标签配料表，重点看一下全麦粉的位置顺序。按照国家标准的要求，配料表所列各种原料是按"由多到少"的顺序排列的。如果全麦粉的排序靠后，说明其比例很低。因此，要选全麦粉在配料表中排序比较靠前的，至少是前三名的才好。

全麦面包一般颜色发暗，口感较粗，有的肉眼可见麸皮。但不能据此购买全麦面包，发暗的颜色也可能是加焦糖色素染成的，麸皮也可能是象征性地点缀一下，其本质仍然是白面包。虽然有些专门的面包店制作的真正的全麦面包口感也并不粗糙，但对于已经习惯白面包细腻口感的人来说，全麦面包就是口感差，自己家制作的全麦面包尤其不好吃。

家用面包机可用于制作各种风味的面包，几乎是全自动的，只需要按照机器说明书的配方和程序来操作，可以做出风味各异的面包，全麦面包、粗粮面包也不在话下。一般在晚上打开面包机，装配好原料，次日清晨就可以吃到香气扑鼻的面包了。现在很多家用面包机都是多功能的，还可以和面，做蛋糕，做酸奶等等，非常方便快捷。不过，用面包机自制面包需要耐心和反复摸索，积累经验，才能做出既健康又好吃的面包，同样品质的面包在超市里几乎不可能买不到。

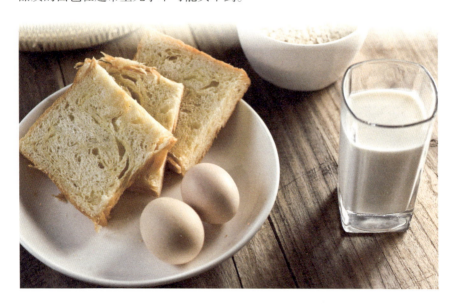

🍊 方便面，最差早餐

与饼干相比，方便面的优点是不加糖，食品添加剂也少一些，但缺点更明显，大多数方便面是油炸的！这一突出缺点使方便面有资格列入最差早餐之一。油炸不仅使方便面含有大量脂肪，这些脂肪大多来自棕榈油、氢化油等低品质（但适合油炸）的油脂，而且破坏了面粉中原有的维生素，还有可能因反复油炸而产生有害物质。方便面面饼中脂肪含量已经不低于饼干了，再加上调味油包（经常含有动物油脂），其脂肪含量之高堪称"超一流"。与一碗普通面条相比，一碗方便面中脂肪要多数倍或数十倍。因此，方便面是高能量、极高脂肪、高钠、低营养的食品。表2-1是"红烧牛肉面"的营养成分表。

表2-1 "红烧牛肉面"的营养成分表

项目	每100克含量	营养素参考值%（RNV%）
能量	2012千焦	24%
蛋白质	8.4克	14%
脂肪	24.5克	41%
碳水化合物	57.0克	19%
钠	1854毫克	93%

方便面的优点是简单方便，又好吃，又"抗饿"，适合在某些紧急情况下，如旅途、野外、救灾或抢险等场合快速解决吃饭问题。但如果经常

当早餐食用，则非常不可取，会造成营养不平衡和多种微量营养素缺乏，还不利于预防肥胖和心血管疾病。有人建议吃方便面时加蔬菜、鸡蛋、大豆制品等，以避免营养失衡，但如果真想这么做，何不换一碗普通面条来搭配呢？

非油炸方便面与油炸方便面并无本质区别，因为其面饼中也要添加同样多或更多的油脂，调料包也没有什么不同，调味油包、调味粉包和一丁点儿脱水蔬菜。当然，因为没有高温油炸这个环节（生产过程中多以热风干燥替代油炸），所以非油炸方便面可能要比油炸方便面略好一点点。

🍊 桃酥榴莲酥，越酥越差

桃酥是北方地区特别流行的早餐点心之一。但我认识几个做桃酥的师傅都不吃桃酥，因为要做出酥脆的口感，起酥油（或猪油）、泡打粉、碳酸氢铵、苏打粉等都是主要的原料。起酥油含有较多反式脂肪酸，猪油含有较多饱和脂肪酸，它们都不利于心血管健康；泡打粉是明矾、碳酸氢钠、碳酸钙、淀粉、香精等物质的混合体；苏打粉是碳酸氢钠；碳酸氢铵如果撒到土壤里就是化肥，放在桃酥中释放氨气起到膨松作用，因为烤制过程中氨气散发臭味，故又称为"臭粉"。这些碱、矾、氨之类的化学物质不但会破坏食品中的维生素，还会增加食品安全隐患。

榴莲酥也好不到哪去，大多数榴莲酥并无榴莲果肉，只有榴莲香料，它们只是闻起来像榴莲而已。起酥油或精炼植物油、膨松剂（就是前述的碱、矾、苏打之类的添加剂）、食盐、白砂糖等也都是榴莲酥的主要成分。高脂肪、高糖、高添加、低营养，有名无实的"榴莲"二字，没有最差，只有更差！

薯类早餐，以一顶二

常见薯类有马铃薯（又称土豆、洋芋）、红薯（又称甘薯、地瓜）、紫薯、芋头、山药等，莲藕、荸荠的营养特点与薯类相同。它们共同的营养特点是既富含淀粉（这与谷类相似），又富含维生素C、β-胡萝卜素、钾和膳食纤维等（这与蔬菜相似），所以是"双栖明星"，纵横主食和蔬菜两界，既类似粗粮，又不输于普通蔬菜。作为早餐时，以一顶二，再配以鸡蛋、牛奶或豆浆等高蛋白食物，是非常棒的早餐组合。

不过，薯类只适于蒸、煮、烤、炒或掺入面食或煮粥的烹调方式，而不适用于炸薯条、炸薯片、粉丝、藕粉之类的零食。这些薯类的加工制品要么营养流失破坏，所剩无多，要么含有大量脂肪，以及较多致癌物质——丙烯酰胺。《膳食指南》特别提醒，薯类尽量少用油炸。

马铃薯又称土豆或洋山芋，是我国居民最经常食用的薯类之一。马铃薯维生素C含量为27毫克/100克，与香蕉接近；钾含量为342毫克/100克，略多于香蕉。一个中等大小马铃薯（200克）能提供54毫克维生素C，相当于成年人一日推荐量的一半。在马铃薯中，维生素C处于淀粉的保护之下，故在加热烹调时破坏较少。

红薯，又称地瓜、山芋、甘薯、番薯、甜薯、红芋、红蓣、红苕等。各地习惯称呼不同，品种、大小、外形、颜色都有所不同，但基本成分非常接近，其β-胡萝卜素含量为750微克/100克（颜色越黄，则胡萝卜素越多），超过其他薯类，在蔬菜中属于佼佼者。维生素C含量为26毫克/100

克，与马铃薯接近。

紫薯又叫黑薯，薯肉呈紫色至深紫色。其淀粉、维生素、钾或膳食纤维等主要营养素含量与其他薯类相仿，但花青素含量令其他薯类望尘莫及。花青素是一种色素，正是紫薯之"紫"，也存在于蓝莓、紫葡萄、紫甘蓝、紫茄子等紫色蔬菜水果中。它有很强的抗氧化作用，具有一定保健价值。

芋头也是一种不错的早餐食品，其钾含量为378毫克/100克，超过其他薯类，在蔬菜中也名列前茅。但芋头维生素C和β-胡萝卜素较少，低于红薯或马铃薯。芋头种类很多，大小不等。选择体型匀称、较结实、没有斑点、肉质细白、切口汁液呈现粉质的就是上品。

🍊 鲜玉米，营养好

鲜玉米是已生长成熟的玉米鲜品，煮熟即可食用。颜色有的黄，有的白；味道有的甜，有的不甜；口感有的黏（糯），有的不黏。营养价值兼具谷类和蔬菜的特点，既含有一定量的淀粉和蛋白质，又含有丰富的膳食纤维、维生素C和钾等。再搭配牛奶、酸奶、鸡蛋或豆浆等高蛋白食物，就是非常好的早餐。

黄色玉米更胜一筹，含"玉米黄质"较多，有抗氧化作用。玉米胚乳（吃鲜玉米时容易留在玉米芯上或者掉下来的那个黄色的小芽状物）是不折不扣的"营养宝库"，不仅含有玉米黄质，还含有维生素E、B族维生素、β胡萝卜素、亚油酸等营养成分，所以"啃"鲜玉米的时候，不要丢弃它。

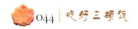

除水煮后直接啃食外，把鲜玉米粒扒下来烧汤、煮菜、煮粥、炒饭、凉拌、打浆等都可以，想怎么吃就怎么吃。

燕麦片，看仔细

燕麦脂肪含量较其他谷物多，香味较浓，又含有可溶性的β－葡聚糖，黏度较大，故适合加工成麦片，煮粥食用。纯燕麦片是燕麦粒轧制而成，呈扁平状，外形完整。纯燕麦片本身就是全谷，属于粗粮，营养丰富，是最值得推荐的早餐谷物之一，在超市里很容易买到。燕麦片可以单独煮粥，也可与大米一起煮粥，与牛奶或豆浆混合加热。很多速溶型的燕麦片食用更方便。

不过，超市里大行其道的"营养麦片"、"早餐麦片"大多并非燕麦片，大多是用玉米、大米、麦麸、糯米，再加油脂和糖"调制"出来的，有的只含很少的燕麦片，很多根本不含燕麦成分，其营养价值大大低于纯燕麦片，不是值得推荐的早餐谷物。选购时不要只看产品名称，还要注意产品标签上的配料表，看看里面是否有燕麦，以及燕麦的位置排序如何。如果没有"燕麦"字样，或者燕麦排序并不靠前，就不是好的燕麦片产品。

蛋炒饭，好早餐

蛋炒饭的精彩之处不限于鸡蛋和米饭，还在于各种配料，如青椒、尖椒、胡萝卜、洋葱、黄瓜等蔬菜；瘦肉、酱肉、火腿等肉类；青豆、豆腐干、香干等大豆制品；虾蓉、虾皮、扇贝丁等海鲜小食；以及花生、腰果、瓜子仁等坚果。搭配得当的一碗蛋炒饭，再配一杯牛奶或豆浆等液体食物，三大类早餐食物齐备，且食物多样化，堪称完美早餐的典范。

做好蛋炒饭的关键是要用隔夜米饭（刚好适合早餐）。米饭经长时间（隔夜）放置后，淀粉回生老化，再度热炒，口感软而不黏，粒粒相隔又相连，口感最佳。如果做米饭时掺入一些小米、红豆、绿豆等粗粮，可能会影响口感，但更加健康。

做蛋炒饭健康的第一要点是油不能多。蛋炒饭应该是米饭和鸡蛋的混合香味，而不是黄乎乎、油腻腻的油香。此外，要加入一些蔬菜和其他食物，使品种更多样，营养更全面。蛋炒饭一般不需要加味精，因为鸡蛋有增味作用。

🍊 水饺馄饨，最佳早餐形式

吃水饺和馄饨是实现食物多样化、荤素搭配的便捷手段之一。早餐现做饺子来不及，可以前一天包好放冰箱里速冻，第二天早晨起床后现煮现吃，吃多少煮多少。偷懒的人可买速冻水饺，非常方便，只需几分钟。水饺软硬适度，口感润滑，易于消化，特别适合早餐。

自家制作水饺（馄饨）可以在面皮和馅料上多做文章，制成"超级营养餐"。和面可用全麦粉或荞麦粉等粗粮；和面时加入菠菜汁、芹菜汁、胡萝卜汁等，"染"成彩色饺子。馅料要荤素搭配，荤的食材可选用猪瘦肉、牛肉、羊肉、鱼虾、鸡蛋等，素的食材更不拘一格，芹菜、韭菜、青椒、黄瓜、荠菜、大白菜、小白菜、西葫芦、香菇、冬菇、木耳等均可入馅。煮饺子和馄饨时温度低于炒菜，很适合在馅料（或汤汁）中添加初榨橄榄油、亚麻油、核桃油等不宜高温加热的植物油。饺子馅或馄饨馅的最高境界是蔬菜多、肉适量、油少品质高、味足不咸。

🟠 面条早餐，搭配出营养

煮面条简单方便，能做出各种口味，酸辣清淡随意，开胃且易于消化，是较好的早餐食物。但如果不注意搭配，面条内容过于简单，比如只有面条没有配菜，或只搭配了蔬菜，没搭配肉类、蛋类或大豆制品等高蛋白食物，那么营养品质要打很大的折扣了。

使用家用面条机可以自家制作面条，但不太适合早餐的快节奏，超市买挂面或面饼比较省事。买面条时，要特别注意标签上的配料表。大多数挂面都加了碱（碳酸钠），使面条筋道耐煮，但对B族维生素的破坏十分严重，所以建议选购没有加碱的产品。食盐是另一种常见的添加成分，几乎所有的面条都加了食盐，所以煮挂面时要少放盐，最好煮完过水弃汤，以减少食盐摄入。配料表中有荞麦、杂粮或全麦粉，且位置排序比较靠前的"荞麦挂面"、"杂粮挂面"或"全麦挂面"等值得推荐。配料表中鸡蛋成分很少（位置排序比较靠后），或者只有鸡蛋香精而没有鸡蛋的"鸡蛋面"名不副实，不要信以为真。其他打着各种旗号的面条都可以通过配料表来了解其真相。

买一款品质较好的挂面或面饼之后，精心搭配其他食材尤其重要。很多人更看重面条卤汁的口味，不关心营养搭配，但其实营养搭配与口味偏好并不矛盾，只需要稍加注意即可。首先，面条调味卤汁中应加入较多蔬菜，如西红柿、青椒、茄子、菜心、油菜、菠菜、木耳、香菇以及其他蔬菜都可以选用。其次是加入高蛋白食材，如鸡蛋、瘦肉、牛肉、排骨、鸡肉、虾或虾仁、豆腐干、豆腐丝等。最后是橄榄油、亚麻油、核桃油、玉米油等高品质食用油，以及适度的调味品，如辣椒或辣椒酱、芝麻酱、炸酱、醋、酱油、鸡精、味精、花椒粉、胡椒粉、姜粉、葱花等。

至于面条的具体做法实在太多了，打卤面、混汤面、拌面、蒸面、炒面、阳春面、炸酱面……不拘一格，做法都不难掌握，尝试几次后很快就能学会。最简单的做法是拌面，把挂面按标签上的食用说明煮好，捞出并放在凉开水或凉水中过凉一下沥干，装入大碗中。然后炒一个既讲究营养搭配，又清淡适口的菜肴（食材切得更细碎一些，以适合搅拌），放入面条碗中搅拌均匀即可。

🍊 米粉河粉，或炒或煮

与面条吃法相近，营养价值也相近的是米粉或河粉，是南方很多省份都流行的食物。米粉或河粉是用大米制作的，既有干的，也有湿的。干米粉煮熟后吃法与面条基本相同。湿米粉可以直接与蔬菜或肉类炒，如干炒牛河就是粤式餐饮的代表作；也可以做成汤粉，做法汤面基本相同，桂林米粉、云南米线都是典型代表；还可以用整片的米粉皮卷上蔬菜、虾仁、肉类等食材后蒸熟，肠粉就是这样的吃食。

米粉一般不必像挂面那样加入碱和食盐，但这并不意味着米粉没有食品安全隐患。为了增强米粉韧性和弹性，一些生产者在米粉中加入硼砂、吊

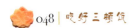

白块、焦亚硫酸钠（二氧化硫）和脱氢乙酸钠等违禁物质，以漂白、防腐或掩盖用陈米做米线的不良外观。媒体上有关这种食品安全问题的曝光比比皆是。因此，选购米粉一定要重视进货渠道和厂家信誉，在外面吃早餐时要去正规卫生的店面消费。

早餐吃米粉或河粉也应注意搭配蔬菜和蛋白质食材，如肉类、蛋类、大豆制品等，使营养摄入更全面。同时，调味要避免油腻、过辣、过咸等不良做法，减轻胃肠道负担。

🍊 早餐坚果，营养加分

花生、西瓜子、葵花子、核桃、开心果、大杏仁（巴旦木）、松子、腰果、南瓜子、榛子等坚果常被当作零食消费，但其实它们更适合早餐时食用。这些坚果含有较多的蛋白质、脂肪、维生素和微量元素。蛋白质是早餐最需要补充的营养素之一；脂肪增加饱腹感，坚果使早餐更"抗饿"；维生素和矿物质则使早餐营养更全面。抓一小把坚果吃，无须烹调制作，早餐营养品质立刻提升。除直接食用外，花生、核桃、腰果、大杏仁等还可以加入粥中煮，或拌入开胃小菜。

不同种类的坚果风味各异，但营养价值大同小异，不论是最普通的花生、瓜子，还是较少见的夏威夷果、鲍鱼果、山核桃（小胡桃）等，都具有很好的营养价值。但是，它们的脂肪含量都很高，大多超过50%，"一把瓜子半把油"，所以坚果均不宜大量食用，即使作为早餐也要适可而止，不可多多益善。

🍊 豆浆油条，最差早餐

油条加豆浆也是一种既传统又差劲的早餐搭配。豆浆不是问题，问题在油条。油条、麻花、炸糕等高温炸制淀粉类食物，维生素破坏严重，脂肪含量大增，还会产生有害物质，如油烟、反式脂肪酸、丙烯酰胺、晚期糖基化终末产物（AGE）等，这些成分轻则刺激呼吸道，重则危及心血管和代谢，甚至致癌。此外，炸制面食一般要加入盐、碱、矾等添加剂，以获得良好口感，但这些物质要么破坏维生素，要么增加代谢负担，要么有食品安全隐患。总之，油条本身是不健康的食物，炸油条这种烹调加工方式使油条变得更不健康。

油条加豆浆早餐的另一个问题是缺少蔬菜，缺少维生素和膳食纤维，营养不均衡。虽然油条口感香酥，也"抗饿"，但这种早餐搭配营养品质低下，只宜浅尝辄止，不要经常食用。

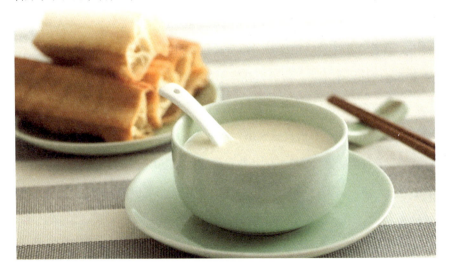

🍊 咸味配菜，越少越好

早晨人醒了，消化道还处于"夜间模式"，食欲不强是普遍现象。此时吃一些咸菜、榨菜、酱菜、泡菜、腌菜之类的咸味食品，刺激食欲，是有道理的。但是这些咸味食品本身营养素不多，还含有大量食盐，经常吃或吃太多会导致食盐摄入量超标，容易导致高血压，刺激胃黏膜。因此不要养成天天早餐吃咸菜、榨菜、腌菜、酱菜、泡菜的习惯。

有人担心这些腌制蔬菜因含有较多的亚硝酸盐而具有致癌作用。腌制蔬菜的确含有多少不等的亚硝酸盐，亚硝酸盐转化为亚硝胺之后的确有致癌作用，但只要合理腌制，方法得当，包括时间合理，不宜太短（两三个星期）或太长（三四个月），温度宜低不宜高，保持清洁无污染等，腌制蔬菜（咸菜、榨菜、腌菜、酱菜、泡菜等）中亚硝酸盐含量并不高，不用担心。但如果腌制条件不好，时间太短（快腌）或太长，温度偏高而导致腌菜变质腐败，霉菌污染滋生等，都会使亚硝酸盐含量大增，致癌风险加大。

即使自家合理腌制或正规厂家的合格产品没有致癌风险，腌制蔬菜也要少吃。它们不但含很多盐，而且只能提供一点点膳食纤维和钾等营养素，营养价值与新鲜蔬菜不可同日而语。如果早餐一定要吃咸味食品的话，我推荐咸鸭蛋、腐乳（又称酱豆腐、红方）、酱牛肉或现拌的新鲜蔬菜（如黄瓜、芹菜等）。

鸭蛋有腥味，适合腌制成咸鸭蛋，或做成皮蛋（松花蛋）。鸭蛋营养价值与鸡蛋接近，是优质蛋白、磷脂、各种维生素和微量元素的重要来源。鸭蛋黄胆固醇含量也很多，每100克含1576毫克，所以平均每天不要超过1个（与鸡蛋合并计算）。

腐乳是发酵的大豆制品，不但具有大豆的营养特点，还因为发酵合成维生素B_{12}，使大豆异黄酮的活性增强。腐乳风味别致，红方、白方和青方（臭豆腐）各有特色。近年，有老字号厂家推出"低盐腐乳"，降低盐的含量（其风味不变），每天吃一两块不会明显增加食盐摄入量。

酱肉、卤肉亦可选用，但仅限于新鲜制作的酱牛肉、卤猪肉、酱鸡爪等。腌制的咸肉、腊肉、熏鱼、咸鱼，以及火腿肠等咸味肉制品则不在推荐之列。它们要么含有较多的亚硝胺等致癌物，要么营养品质低下，徒增食品安全隐患。

早餐的注意事项

早餐可以好成什么样

小米大米粥、酸菜包、煮蛋、照烧鸡腿、青瓜炒大虾、松子、榛子、开心果、杜果，这是微博上一位朋友为他女儿准备的"妞之早餐"，食物种类多样，主食（粗细搭配）、高蛋白食物（蛋、鸡腿、虾等）、蔬菜、水果、坚果等齐备，营养十分丰富。如此精心制备的早餐既承载浓浓父爱，又遵从营养原则，大赞。

早餐的形式可以不拘一格，或简或繁，或中式或西式，不要老套重复，过于单调。在此基础上，只要符合基本的营养原则，食物多样，多选健康食物（如杂粮、燕麦片、鲜玉米、奶类、蛋类、豆类、坚果、水果、蔬菜、薯类等），少吃不健康食物（如剩菜剩饭、腌制蔬菜、白馒头、白面包、白粥等），远离垃圾食品（如油条、方便面、饮料、各种酥点、火腿肠等），就算吃出了精彩。

毫不夸张地讲，一顿美味丰富的早餐，会带来幸福感和充实感，还能为一上午的工作或学习提供充足能量，直到中午12点都不会很饿。长期坚持营养搭配合理的早餐更有助于控制体重，预防胆道疾病、糖尿病和冠心病等。然而，很多人早餐的现实情况常令人揪心，有的人经常不吃早餐，饿着肚子上班上学；有人从不提前准备早餐，早晨起床现找吃的；有人没时间在家吃早餐，到外面胡乱买一点儿，甚至边走边吃。不论有什么样的借口或理由，都不应该如此对待早餐！

外出吃早餐的健康提醒

对外出吃早餐者最重要的提醒也许是尽量少外出吃早餐，尽量多在家吃早餐。外出吃早餐应特别注意卫生和安全。首先要选较卫生的店面，街头临时摊点、街边小店、食杂店的卫生状况难有保障；专门的连锁快餐店，不论西式中式，卫生状况要好得多；在较大的超市购买包装食品相对更卫生安全。其次要回避不太健康的食物。一般油炸食品，如油条、麻花、酥饼、油炸小吃、油炸点心、炸鸡翅、炸薯条等不但营养品质低下，而且食品安全隐患较多。带馅食物，如包子、饺子、馄饨、馅饼等，食品安全风险也比较高，尤其是以肉馅为主的，少选为妙。腌制蔬菜、凉拌蔬菜的卫生状况也不乐观。相对而言，粥、面条、豆浆、煮蛋、馒头、花卷、烙饼等食品比较卫生安全，因为它们无须特殊加工，品质好坏也一目

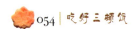

了然。

在卫生安全的基础上，营养搭配也很重要。如果在早餐店吃，粗粮粥、面条、豆浆或其他大豆制品、煮鸡蛋、茶鸡蛋、咸鸭蛋、熟的蔬菜等要互相搭配。如果在超市里买包装食品，酸奶、牛奶、全麦面包、杂粮面包、切片面包（低脂肪）、坚果、咸鸭蛋等都是不错的选择。而饮料（乳饮料和果汁饮料也不例外）、火腿肠、方便面、饼干、酥饼、薯片食物等营养品质低下，尽量少吃。

🍊 肥胖者的早餐

有人不吃早餐的理由居然是为了减肥，这实在是自欺欺人。有很多证据表明，不吃早餐反而更容易肥胖！因为不吃早餐，午餐时会很饿，往往吃得更多，导致总能量有增无减，所以并不能减肥。

不过，肥胖者早餐的确需要调整，减少总能量的摄入，但营养并不需要减少。首先要以稀的，或液体食物为主，如稀粥、面条、豆浆、牛奶、酸奶等；固体食物如馒头、面包、炒饭、饼等要限量食用，宜少不宜多；燕麦片、鲜玉米、小米粥、杂粮粥等粗粮，以及薯类、蔬菜、水果等饱腹感较强的食物必不可少。其次要选低脂肪的食物，如低脂或脱脂牛奶（而不是普通全脂牛奶）、馒头花卷（而不是面包、饼干、油饼、汉堡）、凉拌蔬菜（而不是炒菜）、水果（而不是坚果）等，不要吃任何油炸或过油的食物，以及甜点、饮料、八宝粥等高糖食物。

消瘦者的早餐

对于消瘦者而言，早餐是补充营养的良机。为了摄入充足的能量和营养，增加体重，稀的或液体食物要少，以干的食物为主。液体食物仅限于全脂牛奶、豆浆、酸奶等高营养食物，少吃稀粥、面条等。

煎鸡蛋、咸鸭蛋、奶酪、酱肉、豆腐等高蛋白高营养食物应该成为早餐主角。面包、油饼、饼干、汉堡、甜点等"不那么健康"的食物也要适当多吃一些，以自己喜欢，吃完胃肠舒适为限。

蔬菜、水果宜少不宜多。它们体积较大，饱腹感强，但能量较少，吃多了不利于摄入其他高能量高营养的食物。炒蔬菜（加烹调油）比蒸煮蔬菜、凉拌蔬菜和水果更为可取。花生、瓜子、核桃、巴旦木等坚果也是非常适合消瘦者的早餐食物。

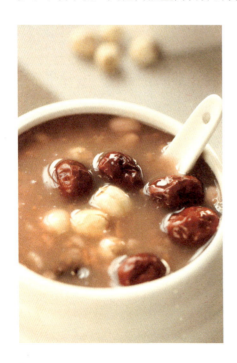

为了增强食欲，消瘦者应早一些起床，活动一阵，打开食欲之后再吃早饭。适当选用咸菜、榨菜、腐乳等咸味食物，以及醋、酸果汁等酸味食物以开胃，有助增加进食量。不少消瘦者晨起后有恶心、反酸、厌食等症状，严重干扰进食。这通常是胃肠道疾病的症状，应当积极就医治疗。

🍊 学生早餐，主食为先

对学习、考试等紧张的学生而言，早餐最重要的营养素就是糖类，它们主要来自谷物、薯类以及水果。炒饭、杂粮粥、面包、馒头、花卷、豆包、面条、麦片等谷类食物都是糖类的良好来源。土豆、地瓜、芋头等薯类以及水果、果汁、牛奶或酸奶也可以提供一些糖类。这些食物中的糖类经消化吸收，转化成血液中的葡萄糖（血糖），血糖是大脑细胞工作的能量来源。血糖不足或低血糖将严重影响大脑的思考、记忆、运算和语言表达能力。有充足的证据表明，不吃早餐会降低学习成绩。

牛奶、酸奶、鸡蛋、大豆制品、肉类等高蛋白食物第二重要，它们很"抗饿"，使血糖维持更长时间，以免不到中午就饿了（血糖水平下降所致）。而且，长远来看，这些高蛋白高营养食物也是学生生长发育良好的基本保障，具有不可替代的重要作用。

新鲜蔬菜和水果富含维生素和矿物质，使早餐营养更全面，食物品种更丰富，有助于养成良好的饮食习惯，避免偏食或挑食等。

大部分在学校就餐或在外就餐的学生，午餐难以获得较好的营养，家长应抓住早餐这一给孩子补充营养的良机，不辞辛苦，因时制宜，讲究搭配，引导孩子吃丰盛的早餐。

🍊 先晨练还是先早餐

先晨练再吃早餐是很多年轻人的做法，只要身体没有不适就完全可以。

老年人或体弱者一般建议先吃早餐再晨练，以避免发生低血糖，出现头晕、眼花、心慌、恶心等症状。但如果吃饱了再晨练，尤其是中等强度的快走或慢跑，就要避免餐后马上运动，否则恐怕对胃肠有害，应间隔1小时左右再运动。

最好的建议是晨练之前先吃一点点谷类食物，如一小碗粥，或一块面包馒头等，等晨练结束后再吃完整的早餐，包括高蛋白食物、蔬菜以及其他主食。这样既能避免运动过程中发生低血糖，又能避免影响胃肠功能。

总之，无论先晨练再早餐，还是先早餐再晨练，并无一定之规，要根据个人身体情况、胃肠情况、运动强度和早晨作息习惯来安排。原则是身体没有不适即可，特别是胃肠无不适反应，不出现低血糖症状等。

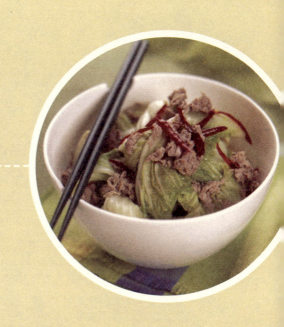

第3章

午餐和晚餐，怎么搭配

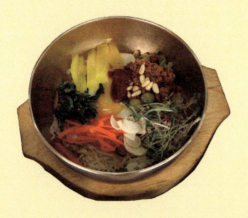

吃饭配餐的辩证法

吃饱肚子是一种本能，几乎没有人不会，但科学饮食、吃出健康就是一门学问，不认真学习的人就难以掌握。经过研究人员数十年的研究、验证和发展，饮食营养学已经确立了几个健康饮食的基本原则。这些原则不同于流传坊间的传言，也不同于所谓养生专家的夸夸其谈，更不是耸人听闻的骇人之语，它们符合大多数科学真理的基本特征：简单实用，既朴实无华，又饱含深意。

🍊 重视搭配，饮食结构要合理

为了吃出营养和健康，很多人特别关注某个或某些食物，贵重的海参、燕窝、鱼翅等和相对廉价的绿豆、茄子、大蒜等都曾经风行一时，被炒得不亦乐乎。然而，单个食物的营养作用总是很有限的，并不是营养健康的关键。

营养健康并不取决于单个的食物，天天吃海参，天天吃绿豆，或诸如此类的做法并不能带来什么特别的健康益处。营养健康主要取决于饮食结构，即多样化食物种类和适当数量的搭配。合理搭配才是饮食之道的精髓，饮食结构才是营养的关键。

吃饭要讲究"结构"其实不难理解，就像住房也要讲结构一样。住房是不是面积越大越好呢？显然不是，房间结构也很重要。假如卧室超大，客厅很小，卫生间十分狭窄，客厅里塞满沙发和家具，这样房子虽然面积大但功能性一定很差。饮食结构亦如此，有些食物不要太多，有些食物不要太少；有些食物缺之不可，有些食物吃一点点就够了，吃多了徒增负担。这些饮食之道，就是健康饮食的基本要求。

多样化，食谱越杂越健康

饮食结构合理的第一个基本要求就是多样化，即食物的种类要够多，不能太单调或窄谱。有不少人对"多样化"的理解不到位，认为"早晨吃面包、中午吃馒头、晚上吃面条"就算多样化了，但其实这些食物只能算一样，即面粉。面包、馒头和面条只不过是面粉不同的烹调形式而已。它们仅仅是"花样化"，而不是"多样化"。

食物多样化是指食物的种类（营养特点）不一样，比如早餐吃小米粥、中午吃馒头、晚上吃米饭，才算做到了主食多样化。一般地，食物多

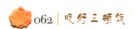

样化首先是指食谱要包括主食（谷类、薯类和杂豆）、蔬菜、水果、蛋类、海鲜、畜禽肉类、大豆制品和坚果、奶制品、植物油和食盐等十大类食物，其次要在每一类食物中选择较多的品种，比如多种主食、多种蔬菜和多种水果等。

食物多样化还有时间要求。如果在一天（24小时）之内就能吃全上述十大类食物，那当然很好，但对有些人来讲可能并不容易。退而求其次，在一星期（7天）之内吃遍十大类食物也是可以的。尤其是海鲜、畜禽肉类不一定每天吃，每周吃几次，平均食用量比较适宜就可以了。

少吃"坏"食物

单个食物并不重要，食谱要杂一些，尽量多样化，但这并不是说每种食物都一样，没有健康与不健康之分。在日常生活中，有的食物含有较多不利于健康的成分，如胆固醇、饱和脂肪酸等，经常吃会增加患病风险，是"坏"的食物，应尽量少吃。

1.白馒头、白米饭、白面包、白面条等精制谷物，尤其是添加了油脂、糖和钠的精制谷物食物，如方便面、饼干、蛋黄派、酥饼、油条、小零食等。这些食物对体重、血脂、血糖、血压等均有不利影响。

2.咸菜、榨菜、腌制蔬菜、食盐、味精、鸡精、咸面包、咸肉干等含钠比较多的食物。这些食物不利于预防高血压。

3.烧烤红肉（羊肉串、牛肉）、熏肉、腊肠、红肉制品（如火腿肠）、咸鱼、鱿鱼干等含有致癌物质，即苯并芘或亚硝胺。

4.肥肉、鸡皮、猪皮、猪油、奶油、棕榈油、鱼子以及猪肝、羊肝、猪肺、羊杂等内脏要么含有较多的饱和脂肪酸，要么含有较多的胆固醇，要么兼而有之，不利于心血管系统健康。

5.植物奶油（人造奶油）、起酥油、氢化油、精炼植物油以及添加它们的加工食品，如饼干、起酥面包、酥饼、葱油饼、奶茶、植脂末等含有较多的反式脂肪酸，不利于心血管系统健康。

6.人为添加较多糖或糖浆的碳酸饮料、乳饮料、果汁饮料、茶饮料、植物蛋白饮料、运动饮料等甜饮料，以及雪糕、甜筒和冰激凌等。它们会导致牙齿疾病和肥胖，并进而导致其他慢性病。

7.炸鸡翅、炸薯条、炸丸子等油炸食品含有大量的脂肪，不仅高温破坏原有的营养，而且食用油反复加热会产生有害物质。

8.酒。各种酒类中的酒精都会损害肝细胞，增加心血管病和癌症风险，若不加以控制还会产生酗酒、依赖或成瘾等问题，所以喝酒越少越好。

多吃"好"食物

有的食物含有较多促进健康的物质，如维生素C、钾、单不饱和脂肪酸、膳食纤维、植物化学物质等，是"好"的食物，应该多吃一些。

1.新鲜蔬菜和水果，特别是深绿色、红色和橙色、紫色的蔬菜。蔬菜和水果的颜色越深，则营养价值越高。多吃蔬菜有助控制体重，预防糖尿病，预防心血管病，预防癌症。

2.粗粮，包括全麦粉、糙米、小米、玉米、黑米、燕麦，以及红小豆、绿豆等，不但营养价值更好，而且有助于降低餐后血糖反应。用粗粮代替精制谷物有助预防糖尿病、心血管病和肥胖等。

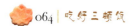

3.脱脂奶或低脂奶及其制品，如低脂牛奶、低脂酸奶等，它们是钙和优质蛋白的重要来源，而且脂肪含量很低，胆固醇也较普通奶少一些。

4.鱼虾类食物是优质蛋白的重要来源，且脂肪和胆固醇含量较少，还含有特殊脂肪酸——DHA，对生命早期的智力和视力发育，以及成年人的血脂代谢有益。

5.豆浆、豆腐、豆腐干等大豆制品是优质蛋白、钙的重要来源，且脂肪含量较少，无胆固醇，还富含大豆异黄酮、大豆甾醇、大豆低聚糖等多种有益物质。

6.瘦肉、鸡肉和蛋类也是优质蛋白、维生素和微量元素的重要来源，具有很高的营养价值。

7.花生、瓜子、核桃、巴旦木、开心果等坚果富含蛋白质、多不饱和脂肪酸和膳食纤维，以及微量元素和维生素E。有很多研究表明，每天吃

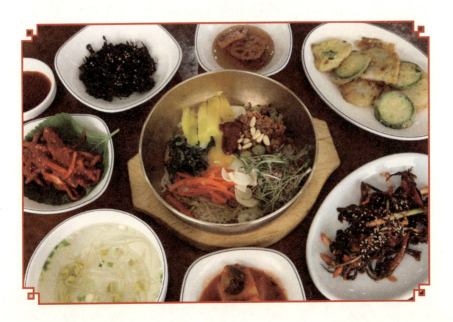

一小把坚果有助预防糖尿病和心血管病。

8.橄榄油、油茶籽油等植物油富含"单不饱和脂肪酸",用单不饱和脂肪酸代替碳水化合物有助预防糖尿病和心血管病。

9.亚麻油、紫苏油等富含亚麻酸的植物油,有助于脂肪酸平衡,对血脂、血压、血糖、炎症反应和免疫力均有一定的调节作用。

10.加铁酱油(特强化酱油)、强化维生素和矿物质的面粉、强化维生素D奶类等强化食品是解决某种营养素缺乏问题的有效手段,有助于补充营养,预防营养缺乏。

🍊 不放纵食欲,但尊重它

吃是人类本能,大部分人依赖这种食欲本能、地域习惯和一定的经济条件选择食物,获取营养,维系生存和健康,有些幸运儿还吃出了长寿。但还有相当一部分人病从口入,吃出了各种健康问题,比如高血压、冠心病、动脉粥样硬化、脂肪肝、糖尿病、痛风等各种慢性疾病和某些癌症等。而且,有目共睹的是后一种人越来越多。这说明,完全依仗食欲、饮食习惯和购买力来消费食物是不对的,"爱吃啥吃啥"、"想吃就吃"、"别人吃什么我就吃什么"固然痛快,却暗藏健康隐患。

随着经济发展,包括食品加工业、餐饮业、种植养殖业等在内的食品商业倾向于提供越来越多的高油、高糖、高添加、低营养的食物,商家通过宣传广告语,如好吃不贵、加量不加价、方便易得、美味诱惑、风味独特……一系列促销手段,努力抓住人们的食欲,让人们不自觉地吃下自己可能并不需要的食物。因此,如果人们不有意识地根据健康饮食原则来控制自己食欲的话，那么他们的食欲就会被食品商利用，而食品商所宣传的食物经常与健康饮食原则背道而驰。

人的确有食欲和吃饱生存的自然本能，但似乎并没有吃好、吃出健康的本能，否则就难以解释为何人们的食欲很容易被食品商利用。人们会为了方便、美味、廉价、排场、应酬等商业要素而放弃身体健康和环境保护，难道不觉得可悲吗？所以我们不应放纵食欲，让食品商利用，我们应该控制自己的食欲，适合而止，有所吃有所不吃。

控制自己的食欲不是禁欲，也不是设定各种无谓的忌口，更不是以身体健康的名义放弃饮食偏好和一切美味。恰好相反，控制食欲是要尊重它，保护它，让它引领我们走向健康。适度饮食是对此最准确的描述，接受美味但不贪食美味，拒绝人工美味（色素、香精、增稠剂、增味剂、乳化剂等各种添加剂）和过度美味（形形色色调味品）。做到这一点，就能远离垃圾食品，避免能量过剩，降低食品安全隐患，从而促进健康。

七分饱，八分饱

饮食不规律，抵挡不住美味的诱惑，吃得太多、太快或太饱是当今大多数人生活的真实写照。摄入过多的食物给人体代谢系统带来沉重负担，容易引起血糖、血脂和血压异常，进而引发肥胖、动脉硬化、心脏病、脂肪肝等慢性疾病。控制进食量，少吃一口，主要不是为了节俭，而是为了身体健康。

如何控制进食量呢？关键是要养成每餐只吃"七分饱"或"八分饱"

的好习惯。这个道理不难理解，但很多人根本不知道自己吃了几成饱，因为他们吃饭时马马虎虎，从来没有仔细感受过饱感。七分饱是什么样的？中国农业大学范志红副教授对此有精彩描述：

所谓"七分饱"，是指胃里面还没觉得满，但对食物的渴望已经有所下降，主动进食速度也放慢。此时，还会习惯性地想再吃一些，但如果撤走食物，换个话题或场景，很快就会忘记吃东西。简单地说，"七成饱"是可吃可不吃的状态，不但当时不觉得饿，而且第二餐之前不会提前饿。

所谓"八分饱"，是指胃里面感觉到满了，但是再吃几口也不会感觉撑。不论七分饱，还是八分饱，那些习惯吃得很饱的人此时会觉得"还没饱"。对这些人而言，在"彻底吃饱"之前停止进食，就是七分饱或八分饱。

"彻底吃饱"是指胃已经胀满，虽然还能勉强吃进去几口，但每一口都是负担，或者胃里面已经很胀，一口都吃不进去了，再吃一口都难受的感觉。

饱感是动物的本能，天生具备。但人的饱感受很多因素影响，比如边吃饭边交谈、看电视、想事情，吃饭速度太快，美味诱惑等都会分散注意力，令人难以察觉饱感的变化，不到彻底吃饱的程度就停不下来，不知不觉地饮食过量。因此，要吃到恰到好处的七八分饱，就要专心致志地吃，细嚼慢咽，既能感受食物的味道，也能感受到自身饥饿感逐渐消退，满足感逐渐增强，胃里面逐渐充实饱满，直到七八分饱的程度。

🍊 根据体重吃饭

七分饱或八分饱毕竟是主观指标，每个人的感受可能有差异，据此控制进食量不够准确。那么一个人应根据什么来判断自己吃的食物是否过多或过少？又根据什么来确定适合自己的进食量？比较客观、可靠的方法是看体重。

体重反映了食物（能量）摄入和食物（能量）消耗的平衡。如果摄入的食物没有全部消耗掉，那么过剩部分将变成脂肪储存在体内，于是就要发胖；如果摄入的食物不足以维持消耗，那么亏空部分将由体内脂肪和蛋白质弥补，于是就要变瘦。总之，一个人的胖或瘦其实是反映了他（她）进食量超标或不足。体重适宜则意味着进食量合理。

那么，怎么判断体重是否适宜呢？适宜体重是指体质指数（BMI）为18.5~23.9。体质指数（BMI）的计算公式为：BMI=体重（千克）÷身高（米）÷身高（米）。BMI<18.5为消瘦；BMI在8.5~23.9之间为适宜或正常；BMI在24~27.9之间为超重；BMI≥28为肥胖。假设某人身高是1.65米，体重为70千克，则其BMI=70÷1.65÷1.65=25.7，属于超重。

凡是体重超标（超重和肥胖）者，都应该减少进食量（能量），以恢复适宜体重；凡是体重过轻（消瘦）者，都要增加进食量，以恢复适宜体重；凡是体重适宜者，说明进食量基本合理，保持现有进食量即可。当然，如果有食物种类不合理，也需要调整。

一般地，对体重影响较大的食物有以下几种：（1）主食，即白米、白面等。（2）食用油，既包括炒菜时使用的烹调油，又包括添加到饼干、面包、油饼、方便面等食物中的油脂。（3）饮料和甜食，其中含有大量的糖，糖很容易转化为脂肪，并导致发胖。（4）酒，虽然酒不会直接转化为脂肪，但酒可以提供能量，从而间接导致肥胖。另外，饮酒经常与过量进食连在一起。因此，凡是腹部脂肪堆积者，都要严格控制这四类食物。另一方面，研究表明，粗粮、豆类、蔬菜、水果和低脂或脱脂奶类有助于控制体重。

食材搭配，三大基本原则

从营养师的角度，不论午餐还是晚餐，只要做到以下3个基本原则，就基本合格了。

🍊 餐餐有主食，粗细搭配，粗细相当

餐餐有主食不难做到，这完全符合中国人居家的饮食习惯。主食粗细搭配的理念也深入人心，但粗粮的比例应该是多少，很多人并不清楚。根据现有的《膳食指南》，粗粮比例最好达到50%（美国农业部指南），或至少每天一二两（中国卫计委指南）。很多人做不到这一点，他们对粗粮

重要性的认识不够，或想当然地认为要以细粮（精制谷物）为主，更有甚者错误地认为粗粮吃多了也不好，不利于胃肠消化。

白米饭、白馒头、白面条等精制谷物的营养价值是很差的，加了油脂，或加了糖，或加了盐和碱，或兼而有之的方便面、饼干、高脂肪面包、油饼、油条、点心等尤其不好，应当尽量少吃。关于吃主食的学问，请见第4章。

🍊 餐餐都要有新鲜蔬菜

餐餐吃蔬菜并不难，尤其是午餐和晚餐，但要吃好蔬菜却需要精心选择。首先要保证新鲜，腌制蔬菜、咸菜、长期存放的蔬菜都不在推荐

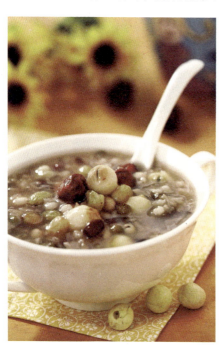

之列。其次，要多选深颜色蔬菜，包括深绿色的、红黄颜色的和紫色的，像菠菜、油菜、油麦菜、菜心等绿叶蔬菜尤其重要。再次要多选十字花科蔬菜，有西蓝花、油菜、白菜、甘蓝、萝卜等，它们具有明确的抗癌作用。最后是菌类和藻类，如香菇、木耳、海带、裙带菜等，它们有助提高免疫力，还使餐桌蔬菜更丰富多样。

新鲜蔬菜是唯一可以多多益善

的食物，它们对健康的诸多益处已经被大量的科学研究证实，如控制体重，预防心血管病、糖尿病，抗癌等。但蔬菜正确食用、适度烹调、少油少盐也很重要。关于吃蔬菜的学问，请见第5章。

🍊 餐餐都要有蛋白质食物

蛋白质食物是指鱼、肉、蛋、奶和大豆制品。这些食物营养价值高，不但能提供优质蛋白，还能提供维生素和矿物质，如钙、铁、锌、维生素A、维生素B等，因而是维持人体营养的重要保障。配餐时必须紧紧抓住蛋白质食物这个核心。

因为蛋白质在身体内无法储存，进食后数小时就消耗告罄，所以三餐均摄入蛋白质是很好的方法，可以保证蛋白质被很好地利用。有研究发现，三餐均匀摄入蛋白质，对延缓50岁以后肌肉衰减的效果要强于集中摄入蛋白质。

一般地，早餐可以用奶制品、蛋类、大豆制品等提供优质蛋白质；午餐和晚餐可以用畜禽肉类、鱼虾类、蛋类、大豆制品等提供蛋白质。加餐则可选用奶类、坚果类食物等提供蛋白质。

不过，餐餐都有蛋白质并不是主张摄入大量蛋白质，或消费大量的鱼、肉、蛋、奶，这些高蛋白高脂肪的食物必须适量摄入，摄入过多的蛋白质并无益处，何况伴随高蛋白而来的高脂肪还会危害健康。在选择高蛋白食物时，要关注脂肪问题，要选择高蛋白低脂肪的食物，如低脂或脱脂奶、蛋清、鱼虾、瘦肉、大豆制品等。

如何吃好蛋白质食物，请见第6章。

重点食物，抓住关键

　　注重搭配和食物多样化，每餐食谱杂一些；多吃健康食物，少吃不健康食物；控制食欲别贪吃，保持适宜体重。这些健康饮食基本原则固然重要，但要想回答到底该吃什么，还得落实到重点食物这个关键点上来。所谓"重点食物"有两层涵义，一层是它们营养价值较高，另一层是人们的食谱经常缺少它们。

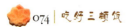 粗粮

　　粗粮种类繁多，既包括小米、玉米、高粱、黑米、荞麦、燕麦等所谓粗杂粮，也包括全麦粉和糙米，还包括绿豆、红豆、芸豆、饭豆、扁豆等

杂豆类。有时候，薯类也可作为粗粮。粗粮营养价值比细粮更高，且具有预防肥胖、稳定血糖、调节血脂、促进排便等重要作用。

深色蔬菜

深色蔬菜，包括深绿色的、红黄颜色的和紫色的蔬菜，营养价值更高，健康益处更多，应该占所有蔬菜的50%，或每天不低于200克。油菜、菠菜、小白菜、菜心、苋菜、油麦菜、生菜、韭菜、茼蒿等绿叶蔬菜，西蓝花、蒜薹、青椒、苦瓜等绿色蔬菜，西红柿、胡萝卜、彩椒、南瓜等红黄颜色蔬菜，紫甘蓝、紫叶天葵、紫薯等紫色蔬菜，都应该成为餐桌蔬菜的主角。

水果

《膳食指南》推荐普通成年人平均每天吃200~400克水果。400克相当于一两个苹果（中等大小）或2根香蕉（中等大小）。

不同水果的营养价值略有差异，一般颜色较深者营养价值更高，如杧果、柑橘、猕猴桃、草莓、樱桃、蓝莓、石榴、桑葚、柿子、西瓜等。但整体而言，各种水果的营养价值差别不大，可以因地制宜、因时制宜地享用。

关于吃水果的错误说法甚多，比如"上午吃是金，下午吃是银，晚上吃是铅（有害）"等。其实，吃水果无须刻意在乎时间，上午、下午和晚上均可，饭前、饭后或者饭中吃水果也都可以。关于如何吃水果的细节，请见第7章。

🍊 大豆制品

豆浆、豆腐、豆腐干、干豆腐、千张等大豆制品营养价值很高，说大豆是自然界给人类的礼物毫不为过，它们是优质蛋白、磷脂、钙、锌、B族维生素、维生素E、膳食纤维、大豆异黄酮、大豆低聚糖、大豆甾醇、大豆皂甙等营养物质的重要来源，而且低脂肪，无胆固醇，向来是备受推荐的健康食品，《膳食指南》的建议是"每天吃"！关于如何吃大豆制品的细节，请见第6章。

🍊 蛋类

作为鸟类（禽类）孕育下一代的卵，蛋类是营养素的集大成者，营养价值非常高。蛋类蛋白质含量12%左右，是天然食物中营养价值最高、最优质的蛋白质，超过肉类等其他动物性食物。蛋类还是磷脂和B族维生素、维生素A、维生素D、维生素E、维生素K等，以及铁、锌、硒等微量元素的重要来源。而且，鸡蛋特别容易消化吸收，是体弱者的首选食物。

美中不足的是蛋黄含有较多胆固醇。一个鸡蛋（蛋黄）大约含290毫克胆固醇，接近世界卫生组织推荐的每日胆固醇摄入限量（300毫克）。因此，《膳食指南》建议普通成年人每天不要食用超过一个鸡蛋。当然，当膳食结构中鱼类、肉类或奶类不足时，可以增加蛋类（如每天两三个鸡蛋）来弥补。关于如何吃蛋类的细节，请见第6章。

🍊 鱼虾和肉类

畜肉（如猪肉、牛肉、羊肉等）和禽肉（如鸡肉、鸭肉等）是优质蛋白、脂类、维生素A、B_1、B_2、B_6、B_{12}、铁、锌、钾、镁等营养素的良好来源，是合理膳食结构的重要组成部分。瘦猪肉、瘦牛肉、瘦羊肉、鸡肉等都是高营养、低脂肪的食物，可以适量食用。

但肥肉、五花肉、排骨、牛排、羊排、鸡皮、鸡腿、肥鸭、肥鹅等是高脂肪、高胆固醇食物，应该少吃。动物肝、肾、血液、肠肚等内脏，还有鱼子都是高胆固醇食物，火腿肠、腊肠、香肠、熏肠、腊肉、腌肉、午餐肉等红肉制品更要少吃。贪图美味摄入过多肉类和肉类制品，会导致肥胖、冠心病、高血压、动脉粥样硬化、糖尿病、痛风和乳腺癌、前列腺癌和结肠癌等。

鱼虾的营养价值比畜禽肉类更胜一筹，因为它们普遍含饱和脂肪较少，且含有独特的"ω-3型多不饱和脂肪酸"，即DHA和EPA，对胎儿、婴幼儿的大脑和视力发育非常有益，对成年人的血脂也有调节作用，对预防老年人大脑功能衰退也有益处。因此《膳食指南》建议，"应首选鱼类"。当然，鱼虾也不要过多摄入，肉类和鱼虾合计平均每天100~150克左右就足够了。贪食鱼虾会增加食品安全风险，其风险主要来自养殖区或捕捞区的水污染。

关于如何吃鱼虾和肉类的细节，请见第6章。

低脂或脱脂奶类

奶类是哺乳动物专门用来喂养下一代的"专利产品"，营养素种类齐全、含量丰富、比例适当、易于消化吸收，营养价值极高。尤其是钙含量多，吸收率高，是其他食物很难完全替代的。《膳食指南》建议，每天喝奶，平均每天300克。

市面上，奶类产品多种多样，低脂奶或脱脂奶更值得推荐。它们含饱和脂肪酸与胆固醇更少，特别适合于肥胖、血脂异常、糖尿病、高血压、胆囊炎、脂肪肝等需要低脂肪饮食的人群。此外，当喝奶量较多时（每天500毫升或更多，多见于青少年、孕妇和老年人），亦建议选用低脂奶或脱脂奶。

关于如何食用奶类的细节，请见第5章。

坚果

花生、西瓜子、葵花子、核桃、开心果、松仁、杏仁、腰果、南瓜子、榛子等坚果具有很高的营养价值，是蛋白质、多不饱和脂肪酸、脂溶性维生素和微量元素的重要来源。不过，多数坚果含有大量脂肪，如花生含脂肪45%，葵花子50%，核桃60%，松子70%。因此，坚果只宜少吃，每天一小把，或者代替油脂食用（即吃坚果不吃或少吃油）。关于如何吃坚果的细节，请见第7章。

橄榄油和亚麻油

中国居民人均食用油摄入量在全世界名列前茅，大多数人的食油用量超过《膳食指南》推荐的摄入量，所以食用油的质和量对我们的健康有重大影响。从健康的角度，食用油首先要减量，清淡饮食，尽量少油炸和过油。其次，食用油要多样化，要增加目前普遍缺乏的橄榄油（以及山茶油、芥花油等）、亚麻油（以及紫苏油）等。前者是单不饱和脂肪酸——油酸的主要来源，已经被证明对心血管有益；后者是"ω–3型多不饱和脂肪酸"——亚麻酸的主要来源，对维持脂肪酸平衡有益。

关于合理摄入食用油的细节，请见第9章。

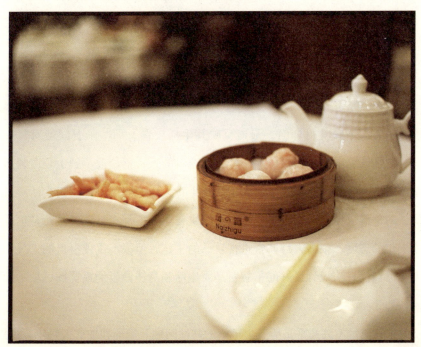

午餐吃不好，生活质量低

🍊 午餐不要太匆忙

一个人午餐吃得如何，最能反映其生活质量。那些午餐随便对付一口、"吃"无定所、或仅以一两样食物充饥的人，不论他（她）是白领还是蓝领，不论是领导还是下属，不论是生意人还是职工，都属于生活质量低下的一群。导致人们午餐质量低下的主要原因不是经济条件，而是生活或工作的态度。很多人都非常重视自己的工作，但很不重视自己的午餐，因为他们没有认识到良好的午餐对品质生活和身体健康的重要性，填饱肚子，如此而已。

午餐质量不高几乎是所有上班族的共性问题。美国和加拿大每年3月是

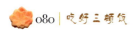

营养月，2014年营养月的主题是"简单做饭，尽情享受"，意在提醒人们重视一日三餐。重视午餐，善待自己，要像对待工作一样认真对待午餐，提高营养品质，注意食品安全。

🍊 给自己的午餐打打分

人们进食午餐的方式各不相同，有的是在家里吃，有的在单位食堂吃，有的自带午餐，有的外购或外出午餐。那么，如何评价自己午餐的质量呢？这里设计了一个小小的表格（表3-1），用以评价午餐的质量。满分为5分，5分为"很好"，4分为"较好"，3分为"及格"，2分为"较差"，1分或0分为"很差"。

表3-1　午餐质量评价表

评价项目	评分	得分
有粗粮（杂粮、杂豆、全麦制品等）	1分	
有深色蔬菜（绿色、红黄颜色或紫色蔬菜）	1分	
蔬菜种类≥2	1分	
有蛋白质食物（鱼、肉、蛋、奶、大豆制品等）	1分	
少油少盐（没有油炸、过油、油腻、浓油赤酱、过咸）	1分	
合计		

午餐如何吃饱

俗话说的"早餐要吃好，午餐要吃饱，晚餐要吃少"很有道理。午餐要吃饱的意思是说午餐要摄入充足的能量和丰富的营养，但遗憾的是，大部分上班族没有做到这一点，或者只是摄入了很多能量，却没有获得充足的营养素。

很多企、事业单位的食堂存在3个普遍性问题。一是饭菜质量较差。鱼类、肉类、蛋类和大豆制品等蛋白质食物偏少，或多是五花肉、火腿肠等营养价值较低的品种。蔬菜大多以廉价品种为主，绿叶菜、食用菌种类明显不足。主食以白米饭、白馒头、白粥为主，粗粮很少或没有。二是采取自助餐形式，导致能量过剩。自助午餐又没有相应的营养指导或宣教，员工们倾向于选择较多荤食和油多美味的菜肴。三是用油太多，不论是肉类菜品，还是炒蔬菜，都加入了太多的烹调油，造成脂肪和能量摄入过多。主食也经常提供油条、油饼、葱油饼、点心等高脂肪、高能量、低营养的品类。现在很多食堂已经认识到这些问题，并作出改变。

还有很多人午餐只是随便在街边小店对付一口，或拉面，或盒饭，其营养品质更差，而且卫生条件无法保证，安全隐患很大，长期如此会造成营养缺乏，从而影响体质和免疫力。在大一些、档次高一些的饭店吃午餐卫生条件也许好一点儿，但更容易摄入过多的脂肪和能量。

现在自带午餐的人越来越少了，但自带午餐却是一种值得推荐的方式。有人担心自带饭盒的亚硝酸盐较多，但实际情况是，自带午餐菜肴的亚硝酸盐虽然有所增加，但仍在安全范围内，至少比火腿肠之类的肉制品要少。早晨准备好午餐食物，到单位后放冰箱保存，午餐时用微波炉加热后食用。如果前一天晚上吃的剩菜就不可取了。如果没有冰箱，温度较高夏秋季节容易出现腐败变质的情况。食用前彻底加热也很重要。自带午餐最好有粗杂粮、蛋白质食物和新鲜蔬菜。

很多送餐公司配送午餐上门。这些大型、正规的配餐公司卫生状况较好，大多能提供讲究搭配和少油少盐的套餐。一些较好的配餐公司可以根据顾客要求配送午餐。

如果有机会自己做午餐吃，那就容易实现营养搭配了，不要怕麻烦。各种食物的搭配原则如前所述。

晚餐安排，因人而异

如果说一个人的午餐往往被工作左右，午餐质量的高低反应了生存压力的大小，那么，一个人如何晚餐就能反映其生活方式是否健康。有些人晚餐只是简单地少吃一点儿，而有些人则会吃很多，甚至整晚都在进食。

晚餐一定要少吃吗

晚餐要少吃不要多吃，否则容易发胖或影响睡眠。这只是一般的说法，实际生活中晚餐是不是要少吃，还要考虑午餐情况和个人体重。很显然，如果午餐吃得很马虎，质量较差，或者体重偏瘦，营养状况较差，那

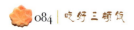

么晚餐就要吃好一些，吃多一些，不能少吃。

大部分上班族午餐质量不高，早餐也马马虎虎，那么晚餐就很关键了，是补充营养或实现均衡饮食的唯一时机。当然，这并不是说晚餐要大吃一顿，而是说晚餐的食物种类要多一些，粗粮、绿叶蔬菜、蛋白质食物应更齐全。特别重要的是，晚餐食物种类要与午餐和早餐呼应、搭配，比如，早餐和午餐都没有吃绿叶蔬菜或粗粮，那么晚餐就要以绿叶蔬菜或粗粮为主；早餐和午餐已经吃了鸡蛋和肉类，那么晚餐就不要再吃它们，吃大豆制品或鱼虾更好。

体重超标要减肥的人晚餐必须少吃，午餐也不要多吃，餐餐都不能吃饱。而且，晚餐之后不要再吃任何食物（饮水除外），尤其不能吃夜宵，水果也尽量少吃。体重偏瘦，营养状况较差的人刚好相反，不但晚餐要吃饱，还要在睡前1小时左右再加一餐，可吃牛奶、酸奶、坚果、水饺、面条等，以补充能量和营养。

🍊 晚餐如何吃少

所谓"吃少"是指要少摄入的能量（主要来自脂肪和碳水化合物），而不是摄入较少的营养素（如蛋白质、维生素和矿物质等）。脂肪主要来自烹调油、较肥的肉类和添加油的主食；碳水化合物主要来自主食和水果。重要营养素则主要来自奶类、蛋类、瘦肉类、鱼虾、大豆制品、粗粮、新鲜蔬菜和水果等。

在家吃晚餐容易做到"吃少"。晚餐前吃水果，而不是晚餐后再吃，在菜肴上桌同时提供切块水果亦可。主食以粗杂粮或全麦为主，要简单不要很丰盛，尤其不要吃添加很多油脂的主食，如油饼、面包等。以粥代饭（即不吃米饭，改吃杂粮米粥）也是减少能量摄入的有效措施。多吃少油少盐的蔬菜。蛋白质食物选瘦肉、鱼虾、禽类和大豆制品等低脂肪类食物。加工方式可蒸煮焖炖，少油少盐，不要油炸或过油。

晚餐在饭店吃要做到"吃少"比较困难。首先要避免长时间边聊边吃，甚至一直吃喝到深夜。主食选普通米饭、馒头、花卷、豆沙包、水饺、面条等，不要吃蛋炒饭、葱油饼、韭菜盒、锅贴、海鲜饼、小点心之类含大量脂肪的主食。蛋白质食物以鱼虾和大豆制品为主，不吃任何油炸或油腻的菜肴。少喝酒，如果非喝不可，就要减少其他食物的摄入，特别是主食和肉类。

晚餐常见误区

吃晚餐的时间太晚。有些人甚至在晚上八九点钟才吃晚餐，进食时间与睡眠时间相隔太短，不利于食物消化吸收，也不利于能量代谢，容易导致肥胖或胃肠道疾病。晚餐结束时间最好在20点以前，与上床睡觉间隔2小时以上。这一点对肥胖、血脂异常、高血糖、高血压、脂肪肝的患者尤其重要。

晚餐荤多素少。早餐和午餐吃得较差的人，或者体重偏瘦的人，晚餐适当多吃一些鱼、肉、蛋等蛋白质食物，补偿一下是对的，但过犹不及。因为粗粮、绿叶蔬菜、大豆制品等素食可能更需要补充。任何一餐都要素多荤少，且不论荤素都得少油少盐，清淡烹调。

晚餐吃得太饱。晚上人们身体活动量较少，以休息睡觉为主，能量消

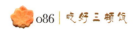

耗降低，如果晚餐摄入过多能量，就会堆积在体内，导致肥胖、血脂异常、高血糖、脂肪肝等疾病。而且晚餐吃到撑，也不利于胃肠健康。

晚餐吃得太马虎。经常加班的人没法回家吃饭，只能在快餐店吃或叫外卖，在短短十几分钟内草草解决晚餐，只为填饱肚子。长此以往，营养缺乏或失衡，损害健康，降低体质，毁坏胃肠和代谢系统。晚上加班比较辛苦，吃一顿搭配良好、营养丰富的晚餐是非常必要的。

晚餐不吃主食。一些减肥的人晚餐不吃主食，菜肴也很少，仅以水果充饥。这种极端做法也许可以减肥（到底能不能减肥还要看早餐和午餐怎么吃），但长时间挨饿对健康有害，危及体质和免疫力，且不容易坚持。正确减肥方法是每餐都吃但少吃主食，严格限制烹调油、饮料和甜食，适当吃脱脂奶、鸡蛋清、鱼虾、大豆制品等低脂肪的蛋白质食物。

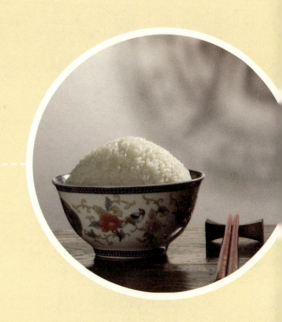

第4章

你会吃主食吗

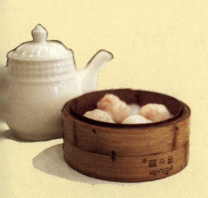

"家中有粮，心里不慌"深刻说明了粮食（主食）在人们食谱中的重要意义，它们是生存和温饱的基本保障，为人体提供能量、蛋白质和维生素B族。毫不奇怪，虽然全国各地的饮食习惯、物产和经济发展水平有所不同，但各地食谱中都少不了主食。没有任何主食，包括谷物、豆类、薯类等的食谱对于绝大多数家庭来说是难以接受的。

　　然而，主食真的就是一块馒头、一碗米饭、一碗粥或一碗面条那么简单吗？如何才能提升主食的营养，吃出健康来？事实是，不论是否在意或懂得营养，你都要天天吃主食。那么了解一些提升主食营养的方法，看看自己能做到多少。即使你不能全部照做，只做到了一部分，也仍然大有裨益。

一碗米饭的营养学问

白米饭，营养低

白米饭是最常见的主食，但营养价值较低。白米在碾磨过程中，把稻米的外层以及靠近外层的部分都去掉了，而去掉的部分恰好是谷粒的营养精华，其富含维生素B族、维生素E、矿物质、膳食纤维、蛋白质和植物化学物质，如植物甾醇、谷维素等。剩下来的白米尽管口感细腻、颜色洁白且能存放更长时间，但营养价值较低，以淀粉为主要成分，维生素B族、膳食纤维和微量元素所剩无几，维生素E和植物化学物质消失殆尽。而且，因为白米过于细腻，煮粥或做饭被吃掉后消化吸收很快，所以餐后血糖升高较快，不利于预防糖尿病、心血管病、肥胖、脂肪肝等慢性疾病。

白米又分为粳米、籼米等不同的类型。前者多种植于北方，米粒较粗短，煮饭口感较绵软，如东北大米、珍珠米等；后者多种植于南方，米粒较修长，煮饭口感较松爽，如丝苗米、泰国香米等。两者营养价值非常接近，主要成分是淀粉，也提供一些蛋白质，以及少量B族维生素、矿物质和膳食纤维。

杂粮饭，好营养

不用糙米，也可以做出粗细搭配的米饭，掺入杂粮，如小米、玉米糁、黑米、燕麦米、大麦米、高粱米、荞麦米等是常用的方法之一，如"二米饭"（小米+大米）、黑米饭（黑米+大米）、燕麦米饭（燕麦米+大米）等。其中小米、玉米糁、黑米无须浸泡可以直接与大米混合做饭，燕麦米、大麦米、高粱米、荞麦米等杂粮通常需要冷水浸泡数小时，或者提前煮20分钟，再与大米混合做饭，否则它们不能与大米同步煮熟。加入这些杂粮后，主食品种更丰富，粗细搭配，营养价值更高。吃杂粮饭最直接的效果是"抗饿"，有助于预防肥胖；促进排便，有助于胃肠道健康和防治便秘。长远作用是使餐后血糖平稳升高，有助于预防糖尿病、心血管病、脂肪肝等慢性病。

杂豆米饭，更胜一筹

除杂粮外，做米饭时还可以掺入杂豆类，如绿豆、红小豆、扁豆、饭豆、红腰豆、豌豆、眉豆、豇豆、鹰嘴豆等，如红豆米饭（红小豆或红腰豆+大米）、绿豆米饭（绿豆+大米）、扁豆米饭（扁豆+大米）等。做杂豆米饭时，为了让这些杂豆与大米同步煮熟，通常也都需要提前冷水浸泡数小时，或者提前煮20分钟，再与大米混合做饭。这些杂豆有的颜色鲜艳，如红豆、绿豆等，有的外型独特，如豌豆、扁豆、饭豆、豌豆等，但大多口味平淡，口感不粗糙，与大米比较相配，比杂粮米饭更容易被接受。

　　杂豆类以淀粉为主要成分，也提供一些蛋白质，极少含有脂肪，这些营养特点与谷类相似，故它们常被视为粮食（主食）。它们通常都无法进行精细碾磨，豆粒外层得以保留，膳食纤维较多，消化吸收较慢，餐后血糖反应很低，所以也被当作粗粮，具有较好的营养价值。优于谷类的是，杂豆类蛋白质含量更高，是大米的两倍有余，而且其氨基酸构成与大米等谷类互相补充，杂豆类与谷类搭配食用时，营养价值大增。总之，吃杂豆

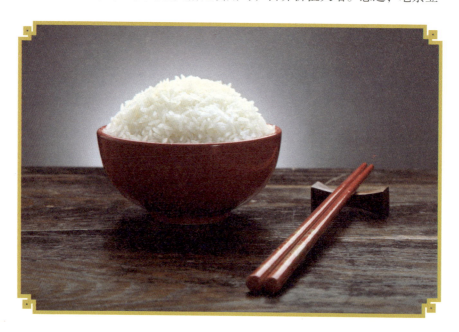

米饭，不论外观、口感，还是效果，包括即时效果——"抗饿"或通便，以及远期作用即预防糖尿病、心血管病、脂肪肝等慢性病，全都不逊于杂粮米饭。

当然，只要你愿意，把几种杂豆和几种杂粮与大米一起混合做粗粮米饭也是可行的、健康的。也许做米饭时最关键的不是加哪种杂粮或杂豆，而是不要吃纯白的米饭，加哪一种或哪几种粗粮都可以。现在，这些五谷杂粮在普通农贸市场或超市都能买到。

豆浆米饭，值得推荐

用家庭自制豆浆代替水加入电饭锅中煮米饭，豆浆用量与白水相当或略多一点点就可以。外购豆浆大多加糖或糖浆，不宜用来煮米饭。豆浆米饭颜色如常，香气更浓（与豆浆中的脂肪有关），质地可口，更好吃。

豆浆米饭最大的营养好处是，大米和黄豆（豆浆）搭配后发挥蛋白质互补作用，营养价值明显提高。豆浆米饭还有一个好处是那些不习惯喝豆浆的人也能吃豆浆了。

自制豆浆后剩余的豆渣也可以加入米中煮饭，只是豆渣米饭外观粗细不等，混合不匀，口感略差。当然，口感问题因人而异，自己一试便知。

一块馒头的营养学问

发酵是增加面食营养的好办法

面粉发酵之后，更容易消化吸收。而且，在发酵过程中，发酵菌不但产生气体，达到膨胀、松软和出现丝窝的效果，还合成了一些B族维生素，营养价值有所提高。因此，发酵是吃面食值得推荐的方法之一。与不发酵的饼相比，发酵的馒头、花卷、饼等更胜一筹。

很多人想当然地认为面粉发酵是很烦琐的、很难的，但其实发酵面团非常简单，只需要按照酵母粉（发酵粉）包装上的使用说明来操作即可。如果还能知道多加酵母、温水和面（但不能太热）、加糖、保温等措施能加快发酵进程的话，就称得上是发酵高手了。大多数情况下，发酵面团体

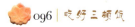

积膨胀至原来的1.5倍左右，就表明发酵好了。

　　酵母粉（发酵粉）在一般超市就能买到，可以在数小时内把面发好，简单实用，易于操作。有些"发酵剂"、"泡打粉"等类似的产品能达到快速发酵的目的，但它们大多含有碱或矾，会破坏面粉中的维生素，不值得推荐。它们常用于一些小吃、蛋糕、酥饼、点心等面食中。

全麦馒头，大力推荐

　　像白大米一样，人们普遍食用的精白面粉也属于精制谷物，营养价值很低，餐后血糖反应很高。这是因为精白面粉在加工过程中把麦粒的外层和靠近外层的部分都碾磨掉了，而这些被去掉的部分恰好是麦粒中最有营养的。所谓"全麦面粉"（全麦粉）就是在加工过程中尽量保留麦粒外层和靠近外层部分，包括麦麸、胚和糊粉层等，也是最典型的粗粮。

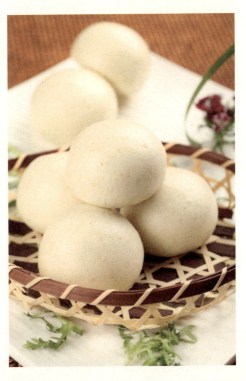

　　全麦面粉因为保留了麦粒中营养精华部位，富含膳食纤维、蛋白质、维生素B族和矿物质，营养价值要高于精白面粉。而且，全麦面粉消

化较慢，餐后血糖反应较低，有助预防肥胖、糖尿病以及心血管病等。不过，也正是因为保留了麦粒外层这些较粗糙的部分，全麦面粉颜色偏暗，口感较粗糙，发酵效果稍差，保质期较短。但这些缺点并不影响全麦面粉用于制作馒头、花卷、面条、饼、豆包、包子、饺子等各种面食，其用法与普通面粉完全相同。

全麦面粉在超市里很容易买到。但不同企业产品的"粗度"和加工方法都有差异，有的含有麦麸，更粗糙一些；有的不含麦麸，没那么粗糙；有的颜色很暗，有的则没那么暗。这是因为现在全麦面粉并没有统一的国家标准。但不论如何，就营养而论，这些全麦面粉都要比精白面粉好一些，消费者不必太纠结到底哪个才是正宗的全麦面粉。

"二合面"馒头，面粉中掺入杂粮粉

除全麦面粉外，在面粉中掺入荞麦面、玉米面、高粱面、黑米面、小米面等杂粮面粉，也是增加粗粮摄入的好办法。这些杂粮面粉的营养价值更高，餐后血糖反应更低，对健康有益。口感也各有风味，并不难吃。"二合"、"两掺"（或"多掺"）是增加主食多样性，实现粗细搭配的最佳做法之一。

和面时，杂粮面粉与普通面粉一般可按1:1或1:2的比例混合。酵母粉的用量不变或稍多，发酵时间不变或稍长，蒸制的时间基本不变（15分钟左右）。值得注意的是，有人为了改善杂粮馒头的口感，加入较多的糖，有的还要加油脂，这就降低了杂粮馒头或全麦馒头的健康价值。

外购杂粮馒头时要看仔细。有些黄色的"玉米馒头"居然是染色染出

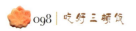

来的，并无玉米面。这些染色杂粮馒头普遍口感非常细腻，并无吃粗粮的感觉。

🍊 牛奶馒头，面粉中掺入奶粉

和面时用牛奶代替水，或掺入奶粉，能使馒头/花卷/饼颜色更白，口感更劲道，还有淡淡奶香。更重要的是使馒头、花卷、饼营养价值大增，蛋白质含量增加，且因为面粉蛋白质和牛奶蛋白质互补，所以蛋白质营养价值提高；钙、锌、维生素B_2的含量也明显增加。牛奶（或奶粉）掺入馒头、花卷、饼的做法还特别适合那些不习惯喝奶、不喝奶或喝奶腹胀的人士，让他们在不知不觉中摄入奶类。

如果担心牛奶脂肪含量高或不喜欢牛奶香味，可选用脱脂牛奶或脱脂奶粉掺入面团，还可以掺入乳清蛋白粉。除奶类外，面团中也可掺入鸡蛋。掺入这些高营养的食物后，面团发酵、蒸制如常进行即可。此时，馒头不再仅仅是馒头，而是营养的载体。

🍊 蔬菜馒头，面粉中掺入蔬菜泥

和面时掺入蔬菜泥或蔬菜汁，如胡萝卜泥、南瓜泥、紫薯泥、芹菜汁、菠菜汁、彩椒汁等，不但可以蒸出彩色馒头，还提高了馒头的营养价值，增添了维生素C、胡萝卜素、膳食纤维、钾、植物化学物等营养物质，这些营养物质刚好是面粉缺乏的。馒头中掺入蔬菜还有一个重要作用是解决了某些儿童、老人不吃蔬菜的问题。

用搅拌机或料理机制作蔬菜泥或蔬菜汁非常简单，生榨蔬菜泥或蔬菜汁与水一起和面即可。若不用这些小家电，可以先把南瓜、胡萝卜、紫薯等蒸熟再捣成泥加入面团亦可。当一块再普通不过的馒头，变得五颜六色、营养全面时，它就不再普通，而是成为品质生活的象征。

🍊 强化面粉，不可不知

强化面粉是指在面粉中加入铁、钙、锌、维生素B_1、维生素B_2、叶酸、尼克酸以及维生素A等营养素的面粉，在大超市里可以买到，其包装上有特殊标识。这种面粉的用法与普通面粉几乎完全相同，但不言自明，用这种面粉制作馒头、花卷、饼、水饺、面条等面食，营养价值更高更好，对预防缺铁性贫血、锌缺乏、钙缺乏、口腔溃疡、夜视适应能力下降、便秘等常见营养问题都有很大帮助，而且价格不是很高，因此特别值得推荐。

有人担心这些添加的营养素是不是安全，会不会过量。这种担心是不必要的，因为强化面粉添加哪些营养素、添加量是多少、用什么工艺添加等都有明确的规定，监管部门不允许企业随随便便添加。强化面粉中添加营养素的剂量都是经过仔细研究，并以国家标准的形式严格管理的，既能保证有效，又能保证安全，消费者可以放心食用。

实际上，吃强化食品是解决营养缺乏问题的最佳手段之一，一直受到营养学界的推崇。发达国家的强化食品（以及强化牛奶、强化大米等其他强化食品）非常普及，已经取得很多成功的经验。国内的强化食品才刚刚开始，种类很少，规模不大，消费者认知度和认可度都不高，十分可惜。

加碱主食，破坏营养

除添加油脂的主食外，还有很多主食添加了碱（碳酸氢钠、碳酸钠、明矾等）。加碱的目的是使油条、油饼、酥饼、点心等油炸食物膨化、疏松，达到快速发酵的效果；使挂面、切面、米粉等更筋道、抗煮；使米粥或豆粥更容易煮烂，口感更黏稠、润滑。但加碱会严重破坏维生素B族，几乎使其一扫而光。因此加碱在营养上特别不可取。

用"老面"（面肥）发酵蒸馒头或花卷时，也要加碱中和发酵产生的酸。"自发粉"、"泡打粉"、"快速发酵剂"等也含有碱。这些做法都会降低主食营养。

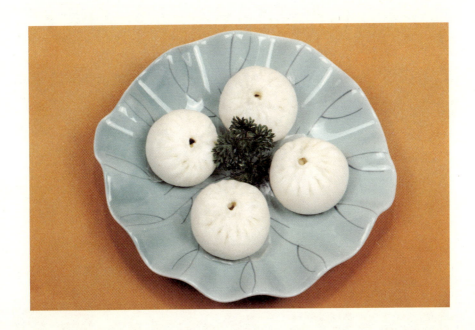

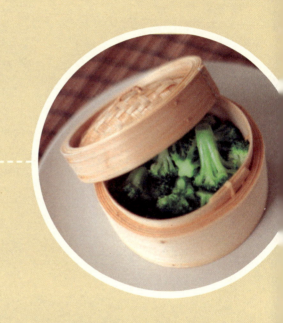

第5章

会吃蔬菜，有益健康

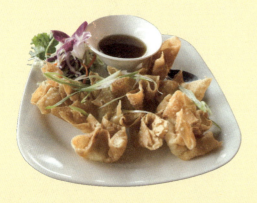

一盘炒蔬菜的营养学问

🍊 色、香、味、形都关乎营养

中餐评价一个菜肴讲究色、香、味、形俱佳，这些感官指标与菜肴的营养品质有联系吗？当然是有的，尤其是蔬菜类菜肴。

首先说"色"。蔬菜水果大致遵循共同的规律，颜色越深，营养价值越高。深色蔬菜主要包括菠菜、油菜、韭菜、西蓝花、青椒等绿色蔬菜，西红柿、胡萝卜、南瓜、红彩椒等红黄颜色蔬菜，以及紫甘蓝、紫叶天葵等紫色蔬菜。当然，不同的深色蔬菜营养价值也不尽相同，比如绿色蔬菜富含维生素C、胡萝卜素和钙；红黄色蔬菜富含胡萝卜素和类胡萝卜素；紫色蔬菜富含花青素等。因此，从营养的角度，蔬菜菜肴颜色要杂一些，有绿有红有紫，多些花样，营养更全面，健康效益最大。

其次说"香"。绝大部分蔬菜没有香味，必须用油炒或配以肉类才会有香味。因此大多是餐饮店和很多家庭炒蔬菜时都习惯放很多烹调油，餐饮店尤甚。然而，食用过多的烹调油会导致肥胖，进而增加患心血管病、糖尿病、脂肪肝等慢性病的风险。调查表明，中国城市居民烹调油的摄入量严重超标。此外，地沟油问题也增加了在外就餐的安全隐患。因此，蔬菜菜肴不要太追求香味十足，清淡才是蔬菜的本真，要严格控制烹调油用量，宁愿代之以肉类、蛋类搭配增加香气。

再说"味"。不同蔬菜的味道不一，有些味道较淡，如油菜、生菜、西蓝花、甘蓝、白菜、油麦菜、莴笋、茄子等；有些味道较浓，如芹菜、韭菜、洋葱、茼蒿、西红柿、萝卜等。蔬菜菜肴宜充分利用、调和蔬菜原有的味道，或淡或浓，不宜过多投入太辣、太酸、太咸的调味品，于营养无益，徒增味蕾和胃肠刺激，味道咸味过重还会增加患高血压的风险。清炒、蒜炒、肉片炒、蒸煮、生食都是烹制蔬菜的较好方法。

最后说"形"。从营养角度，蔬菜不要切太碎，尽量大块或整个烹调，这样有助于减少营养素流失。蔬菜每切一刀，都相当于增加一伤口，维生素C、钾等营养素就会从伤口处流失。另外，蔬菜不要炒太软、太过火，软塌塌的蔬菜也许利于咀嚼，但营养流失严重。大多数蔬菜断生炒熟即可，不要过于软烂。

🍊 烹调方式决定蔬菜营养

很多人不知道，烹调方式对蔬菜营养价值有决定性影响。因为蔬菜中

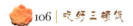

很多营养成分，如维生素C、叶酸、钾等营养成分都很"娇嫩"，要么容易随水分流失，要么容易被高温加热破坏。一般炒菜会损失40%的营养，加工方法不得当会损失80%的营养。另一方面，某些蔬菜中的有害物质（如菠菜中的草酸、鲜豆角中的凝集素、很多蔬菜中的农药残留）应该通过正确的烹调方法加以破坏、去除，否则会引起食物中毒或影响消化吸收。

蔬菜先洗后切，减少维生素和钾等从切口流失，有助于保留更多营养；蔬菜切得太碎，或切完再洗，使维生素和钾等水溶性营养素流失严重。猛火快炒，缩短加热时间，也有助于保留更多营养；炒菜过火，或小火慢炖，长时间加热会破坏维生素。

菠菜、苋菜等含较多草酸的蔬菜先焯水再烹调，能去除大部分草酸；焯水还有助于去除残留农药；焯水时虽然也会损失一些水溶性的营养素，但在接下来的烹调中使加热时间缩短，减少了营养素进一步损失，故一般不会使总损失量增加。因此，蔬菜先焯水再烹调是可取的，尤其芹菜、蒜薹、西蓝花、菜花等质地较硬、难以快速炒熟的蔬菜。当

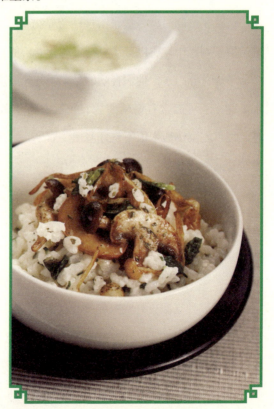

然，正确的焯水方法也很重要，开水下锅，水不宜少，火要猛，尽量缩短焯水时间，以减少营养素流失。

要牢记烹调时破坏蔬菜营养的两个关键因素是加热时间和水。加热时间越长，水越多，则营养损失越大。所以烹调蔬菜应尽量多采用快炒、蒸、微波炉等方式，少采用炖煮、煲汤的方式。而且，不论采用何种方式都不要过火。

盘底菜汤，能喝吗

蔬菜在烹制时，一些水溶性的营养物质，如维生素C、叶酸、钾、多酚等会溶解到水中，所以菜汤有一定的营养价值。不过，爱吃菜汤的人没有几个会考虑营养因素，他们喜欢的是菜汤的味道。然而盘底菜汤通常含有较多油、盐，还可能含有亚硝酸盐、残留农药等不利健康的成分，因此少喝为佳，经常吃菜汤泡米饭不是好习惯。如果就是爱喝汤，何不专门烹制一碗少油少盐的蔬菜汤呢！

蔬菜生吃好，还是熟吃好

很多蔬菜既可以生吃（如凉拌、蘸酱等），又可以熟吃（如炒、蒸、煮等），哪种吃法更好呢？答案是各有千秋。

蔬菜生吃的好处是简单方便，营养保全，没有破坏，油和盐一般也少，整体比较健康。蔬菜熟吃的好处是确保卫生，很多营养素如钙、铁、镁、胡萝卜素等能吸收得更好，而且熟吃蔬菜的量往往比生吃要多。一大

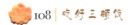

盘生蔬菜做熟后可能一两口就吃完了。

蔬菜生吃的坏处是病菌、虫卵难以完全杀灭，必须经过反复清洗才行；蔬菜沙拉如果放很多沙拉酱，脂肪含量也很多；蔬菜蘸酱或凉拌有时也会摄入很多盐。蔬菜熟吃的坏处是营养流失，有时还特别严重；油、盐摄入量大增。

总之，蔬菜生吃或熟吃各有优缺点，不必纠结哪种方式更好，根据自己习惯，吃法尽量多样化一些，扬长避短，减油减盐，合理烹调。网络上曾有人呼吁不要炒菜，尽量生吃，推崇蔬菜沙拉等生食。这既无可能，也无必要。

🍊 不要歧视反季节蔬菜

反季节蔬菜在大棚或温室中种植，受日照、温度、湿度、虫害等因素的限制，与同一种应季种植的蔬菜相比，反季节蔬菜的口感、味道、营养素含量和食品安全性都有可能略差一些，但是这不能成为拒绝反季节蔬菜的理由。反季节蔬菜普及20多年，并未发现它们危害健康的证据。

况且，在冬春寒冷的广大北方地区，完全拒绝反季节蔬菜就要回到以大白菜、酸菜、萝卜、土豆为主的食物匮乏的时代。然而冬春吃大白菜、酸菜、萝卜和土豆等难道是应季蔬菜吗？它们无不经过长期储存，营养流失甚多。因此，对待反季节蔬菜的科学态度是适量食用，像应季蔬菜一样，要关注它们的种植条件、销售渠道和安全性。

绿叶菜，蔬菜精华

如果餐桌上经常缺少绿叶蔬菜，那就不能认为你会吃蔬菜，绿叶蔬菜营养价值之高可见一斑。菠菜、油菜、小白菜、木耳菜、菜心、生菜、韭菜、油麦菜、苦菊、苋菜、茼蒿、芹菜叶、空心菜、莴笋叶、西洋菜、芥蓝、芥菜、芥兰、萝卜缨、小葱、乌塌菜和紫菜苔等都是常见的绿叶蔬菜。西蓝花和菜苔虽然是花，但花其实是变态的叶子，故它们也可归为绿叶蔬菜。

🍊 绿叶蔬菜的优点

绿叶蔬菜富含维生素C，含量要超过普通水果。绿叶蔬菜富含胡萝卜

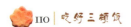

素，含量仅略低于胡萝卜、西红柿等。绿叶蔬菜富含叶酸，对备孕和孕早期女性十分重要。绿叶蔬菜是维生素B$_2$的重要来源之一，维生素B$_2$缺乏十分常见，会出现口腔溃疡、口角炎、唇炎、眼睛干涩不适、畏光等症状。绿叶蔬菜富含维生素K，不但与凝血功能有关，还会对骨骼健康发挥重要作用。绿叶蔬菜是钾的重要来源，钾对防治高血压有益。绿叶蔬菜是钙的重要来源之一，200克油菜提供的钙大致与200克牛奶相当。绿叶蔬菜富含镁，有助于促进骨骼健康，预防心血管疾病等。绿叶蔬菜是膳食纤维的重要来源，有助通便和预防慢性病。除这些营养物质外，绿叶蔬菜还富含类胡萝卜素、多酚等多种抗氧化物质。这些有益成分组合起来，使绿叶蔬菜具有多重健康效益，如抗癌，预防心脑血管病（如高血压、冠心病、中风等）、骨质疏松、视网膜变性和白内障，延缓衰老，促进肠道和皮肤健康等。

🍊 绿叶蔬菜10种吃法

北方很多地区都缺乏经常或天天吃绿叶蔬菜的习惯，尤其是冬春季节。很多人甚至觉得绿叶蔬菜不好吃，口感像是在吃草。其实，烹制绿叶蔬菜的方法有很多，能做出可口的菜肴。

1.清炒或素炒

清炒或素炒是最简单的烹调方法之一，适用于油菜、小白菜、菜心、油麦菜、空心菜、莴笋叶等多种绿叶蔬菜，如清炒菜心。先把这些绿叶蔬菜洗净切段（尽量切长段），然后热锅下油，油热后投入绿叶蔬菜快炒，同时加味精或鸡精、食盐或生抽等调味品。清炒或素炒吃的主要是绿叶蔬菜本身的味道。

2.蒜炒

蒜炒是在清炒的基础上，增加大蒜爆锅环节，即热锅下油，油热后先放入大蒜（切片或切末）爆香，然后再放入绿叶蔬菜快炒调味。茼蒿、芥蓝、芥菜、芥兰、木耳菜、紫菜苔、豌豆苗等有特殊气味的绿叶蔬菜特别适合蒜炒，其他大部分绿叶蔬菜亦可采用此法，吃的是蒜香与绿叶蔬菜的混合味道，如蒜末炒茼蒿。当然，用姜、花椒、豆豉、辣椒、辣椒酱等加重调味也是可以的。

3.做汤

绿叶蔬菜做汤也是最简单的吃法之一，如菠菜汤。水煮开，加入油和盐、姜、葱、鸡精、生抽、醋等调味品调味，放入绿叶蔬菜（菠菜、苋菜、空心菜等要先焯水），快速煮熟即可。适用于小白菜、木耳菜、菜心、生菜、油麦菜、西洋菜、莴笋叶、空心菜等多种绿叶蔬菜。现在超市里有各种口味的"复合调味汤料"，做汤时可以代替自己调味，更加快捷方便。

4.先煮后拌

先煮后拌适合烹制多种绿叶蔬菜，最典型的是蚝油生菜、白灼芥蓝等。水烧开，放入绿叶蔬菜煮熟捞出，沥干水分。然后根据自己的喜好，拌以蚝油、酱油、芝麻酱、花生酱、蒜蓉酱、辣椒酱、大酱、甜面酱、牛肉酱、蘑菇酱、沙茶酱、海鲜酱等各种酱汁，以及食用油等。

5.先蒸后拌

先蒸后拌更能减少营养素流失，适合烹制多种绿叶蔬菜，如蒸油菜。绿叶蔬菜洗净，放入已经烧开的蒸锅笼屉，几分钟（油菜需要三四分钟）蒸软后取出，沥干水分，拌以各种自己喜欢的酱汁食用。为了进一步减少营养流失，可以把绿叶蔬菜（如菠菜，先焯水）切碎与少量面粉和调味品混合，挤成蔬菜丸子，再上屉蒸，以免水分流失。

6.蔬菜沙拉

蔬菜沙拉是西式吃法，适用于一些味道较淡的绿叶蔬菜，如生菜、西洋生菜、油麦菜、莴笋叶、苦菊等。要注意沙拉酱或千岛酱是双刃剑，因为它们主要成分是油脂。少量使用是有益的，能促进胡萝卜素、维生素K等营养物质的吸收，但大量食用则危害健康，会导致脂肪摄入过多。与蔬菜沙拉相对应的中式吃法是生拌蔬菜，但也要注意油和盐宜少不宜多，醋、姜粉、辣椒等无油无盐的调味品可以适量多用，如生拌穿心莲。

7.炒肉

绿叶蔬菜炒肉是荤素搭配的吃法，适合烹制各种绿叶蔬菜，如肉丝小白菜。热锅下油，油热后先放入肉丝、葱姜蒜等爆香，再放入绿叶蔬菜翻炒、调味即成。另一种做法是肉丝或肉片先用水煮熟（或用油滑熟），再与绿叶蔬菜一起下锅炒。绿叶蔬菜炒肉荤素搭配，不但营养更好，而且借味肉香，适合不太爱吃绿叶蔬菜的人。

8.炒鸡蛋

绿叶蔬菜炒鸡蛋也是荤素搭配且更为简捷的吃法，适合烹制韭菜、菜心、油菜、菠菜（先焯水）、木耳菜、小白菜、茼蒿、小葱和紫菜苔等，韭菜炒鸡蛋最为经典。先把鸡蛋炒好盛出，再起锅放油炒绿叶蔬菜，然后放回炒好的鸡蛋，翻炒混合调味即可。需要注意的是油不要多，盐更要少。

9.蘸酱

绿叶蔬菜蘸酱只需清洗，无须烹调。苦菊、小白菜、生菜、油麦菜、芹菜叶、小葱、萝卜缨、萝卜苗、鸡毛菜（油菜苗）、莴笋叶、香菜、苦菜等都适合这样吃。酱汁可选用大豆酱、甜面酱、蒜蓉辣酱、海鲜酱、虾酱、牛肉酱等。现在超市里还有售专门的"蘸料酱"。

10.做馅

绿叶蔬菜做馅烹制饺子、馄饨、包子、馅饼等，操作稍复杂，但最为可口。菠菜、油菜、小白菜、菜心、生菜、韭菜、油麦菜、芹菜叶、莴笋叶、西洋菜、萝卜缨、小葱、荠菜等都适合做馅。

🟠 绿叶蔬菜十大品种

1.油菜

油菜在不同的地区有不同的称呼，如"上海青"、"小白菜"、"青菜"、"瓢儿白"、"瓢菜"等。其大小不一，形状也有差异，有的粗

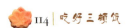

大，有的细小，最细小的又叫"鸡毛菜"是油菜的幼苗。个头小的烹调时几乎无须改刀，个头大的要切开或切段烹调。

作为绿叶蔬菜的代表食材，普通油菜营养价值之高超乎想象。不但维生素C含量（36毫克/100克）超过普通水果，还能提供较多的胡萝卜素（620微克/100克）、叶酸（46.2微克/100克）、钾（210毫克/100克）、维生素B2、钙、镁、膳食纤维等。油菜中钙含量（108毫克/100克）与牛奶大致相当（但吸收率要低一些）（中国疾病预防控制中心营养与食品安全所编著《中国食物成分表2002》）。

2.菠菜

菠菜也是营养最为丰富的绿叶菜之一，其胡萝卜素含量高达2920微克/100克，维生素C32毫克/100克，钾311毫克/100克（中国疾病预防控制中心营养与食品安全所编著《中国食物成分表2002》）。

不过，菠菜含有较多草酸，含量为606毫克/100克（中国疾病预防控制中心营养与食品安全所编著《中国食物成分表2002》）。

草酸不但会在肠道中抑制钙、铁等矿物质吸收，进入血液后还会增加患肾结石的风险。所以菠菜烹调前应该先焯水，草酸水溶性很强，焯水能去除大部分草酸。除肾结石（草酸钙结石）患者应限制食用菠菜外，其他人均可食用焯水后的菠菜。一直有传言说菠菜不能跟豆腐同食，但其实并不可信。

菠菜焯水后适合素炒、蒜炒、炒肉、炒鸡蛋、做汤、做馅、凉拌或蘸酱等各种吃法。

3.菜心

菜心又称菜薹，品质脆嫩，风味独特，营养丰富。每100克含维生素C79毫克，胡萝卜素960微克，钾236毫克，钙96毫克（中国疾病预防控制中心营养与食品安全所编著《中国食物成分表2002》），在蔬菜中名列前茅。菜心在华南地区十分普遍，可炒、水煮、煲汤、做粥等。现今在北方的超市或菜市场也能买到。

菜心最简单的吃法是水煮后淋上各种酱汁，如蚝油、生抽、芝麻酱、蒜蓉酱、牛肉酱、海鲜酱等，味道多变，又不失食材本身的自然味道。

4.生菜

生菜是叶用莴苣的俗称，市面上有多个品种，有叶子散开的，也有叶

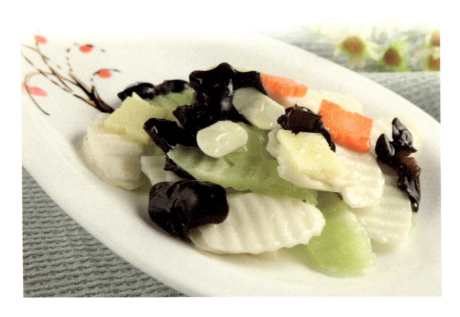

子卷曲的，叶子颜色有绿色、青色、紫色、红色和白色等。生菜质地鲜嫩，营养价值高。胡萝卜素含量高达1790微克/100克，维生素C为13毫克/100克（中国疾病预防控制中心营养与食品安全所编著《中国食物成分表2002》）。

蚝油生菜是最简单的吃法，白水烧开，滴入数滴植物油，加入摘洗干净的生菜（西洋生菜最佳），30秒即可捞出，沥干水分，放入蚝油即可。

5.油麦菜

约占96%，故口感脆嫩，易于消化。水分较多也使其他营养素的相对含量偏低，如维生素C为20毫克/100克、胡萝卜素为360微克/100克、钾为100毫克/100克（中国疾病预防控制中心营养与食品安全所编著《中国食物成分表2002》），但它仍然是一种营养价值较高的绿叶蔬菜。可以生吃，或焯水后拌酱、蚝油、生抽等。

6.小白菜

南方很多地区把油菜（上海青）称为"小白菜"，然而在北方，小白菜是不同于油菜的另一种常见绿叶蔬菜，它是大白菜的变种，味道与大白菜（叶）有一些相似。小白菜可煮食或炒食，亦可做成菜汤或者凉拌食用。

小白菜富含胡萝卜素和维生素C，含量分别为1680微克/100克和28毫克/100克。小白菜富含钾和钙，含量分别为178毫克/100克和90毫克/100克。故而是营养最丰富的绿叶蔬菜之一（中国疾病预防控制中心营养与食品安全所编著《中国食物成分表2002》）。

7.苦菊

苦菊又名苦苣菜或天精菜，是一种广为种植的野生蔬菜，有淡淡的苦味，乃含生物碱所致。苦菊的营养价值较高，每100克苦菊含β胡萝卜素1330微克、钾314毫克、钙52毫克、铁0.83毫克、维生素C6.5毫克（美国农业部食物成分数据库）。苦菊最宜拌沙拉、凉拌、蘸酱等无须加热的吃法，炒食或做汤亦可。

8.茼蒿

茼蒿是一种很有特点的绿叶（嫩茎）蔬菜，有特殊清香气味，别名甚多，如同蒿、蓬蒿、蒿菜、塘蒿、蒿子杆、蒿子等。开花很像野菊，所以又名菊花菜。茼蒿特别适合涮锅或炒、做汤等。

茼蒿富含胡萝卜素（1510微克/100克）、维生素C（18毫克/100克）、钾（220毫克/100克）和钙（73毫克/100克）（中国疾病预防控制中心营养与食品安全所编著《中国食物成分表2002》）。

值得注意的是，茼蒿含较多钠（161毫克/100克），有一点点咸味，烹调时要少放盐。

9.豌豆苗

豌豆苗是指豌豆初生状态的芽，具有很高的营养价值，其中胡萝卜素含量高达2667微克/100克，维生素C67毫克/100克，钾222毫克/100克，铁4.2毫克/100克，是蔬菜中的佼佼者（中国疾病预防控制中心营养与食品安全所编著《中国食物成分表2002》）。

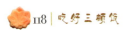

市面上的豌豆苗大多是无土栽培所得，营养素含量也许不及土地种植的豌豆幼苗，但仍不失为一种高营养的蔬菜。

市面上还有一种称为"豌豆尖"的蔬菜，营养价值亦高。豌豆尖是豌豆枝蔓的尖端，以凉拌，炒食，蒸食，涮锅，还可用于调味、配色。

10.芹菜

严格地说，芹菜不是绿叶蔬菜，它主要是吃嫩茎，很多人吃芹菜时把叶子丢弃，未免太可惜了，其实芹菜叶的营养价值比芹菜茎更高，比如芹菜叶胡萝卜素含量为2930微克/100克，芹菜茎只有340微克/100克。除胡萝卜素外，芹菜茎和叶还富含维生素C、钾、膳食纤维和黄酮类物质等，营养价值较高（中国疾病预防控制中心营养与食品安全所编著《中国食物成分表2002》）

芹菜茎天然带有淡淡咸味，因为它们含钠量比较高。每100克芹菜茎含钠159毫克，大约相当于0.4克食盐（中国疾病预防控制中心营养与食品安全所编著《中国食物成分表2002》）。

所以烹调芹菜时要少放盐，甚至不放盐（加了生抽或酱油之后），以避免摄入太多的钠。

炒芹菜之前，先把芹菜焯水再切段，然后炒，很快调味出锅，可以保持爽脆，避免太老。除炒制外，榨芹菜汁直接喝或和面做面食，或用芹菜包饺子、做馅饼都是很好的吃法。

十字花科蔬菜，防癌首选

众所周知，多吃蔬菜水果能防癌抗癌。其中十字花科蔬菜的防癌抗癌作用尤为明确和突出，故而《膳食指南》建议多选十字花科蔬菜，如西蓝花（绿菜花）、菜花（花椰菜）、各种甘蓝、卷心菜、大白菜、小白菜、油菜、萝卜等。

这些十字花科蔬菜含有一类称为"葡萄糖异硫氰酸盐"的物质，该物质并无抗癌作用，但经过烹调、切割、咀嚼后，植物细胞被破坏，在某些酶类作用下，该物质转化为"异硫氰酸酯"，从而具有抗癌作用。流行病学研究表明，十字花科蔬菜能降低一些癌症发生风险，如肺癌、结肠癌、乳腺癌等。其中抗癌作用研究较多的是西蓝花、萝卜、甘蓝、卷心菜等。

生食蔬菜比加热食用能获得更多的异硫氰酸酯，生吃萝卜时的辣味就

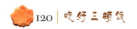

来自该种物质；较长时间（30分钟）水煮可造成异硫氰酸酯的大量减少，比如萝卜煮熟之后就不辣了。比较而言，蒸（20分钟）、微波（3分钟）、炒（5分钟）则有利于保留更多的异硫氰酸酯。

西蓝花

西蓝花又名绿菜花，是由叶子变态而来，所以它也可视为绿叶蔬菜。口味清淡、爽脆，适合清炒、蒜蓉炒、肉片炒、白灼、煲汤等各种吃法。

西蓝花是营养价值最高的蔬菜种类之一。西蓝花胡萝卜素含量高达7210微克/100克，是蔬菜中的佼佼者，比胡萝卜还高75%；维生素C含量为51毫克/100克，亦是蔬菜中的佼佼者；钙含量为67毫克/100克。美中不足是钾含量偏低，仅为17毫克/100克。西蓝花还富含叶黄素、玉米黄素、类黄酮、异硫氰酸盐

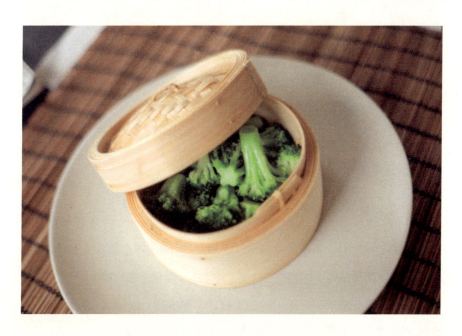

等。这些成分具有消灭自由基、抗氧化、抗衰老、降低血脂、抗癌、保护眼睛等多种作用。

紫甘蓝

紫甘蓝又称红甘蓝、赤甘蓝、紫包菜等，营养价值很高，不但富含维生素C（39毫克/100克）、胡萝卜素（110微克/100克）、钙（100毫克/100克）等，含还有大量花青素，具有抗氧化作用。

实际上，花青素也正是紫甘蓝紫色的来源。花青素是一类多酚类物质，在不同酸碱条件下呈现不同颜色。在中性条件下是正常的蓝紫色，而偏碱性时会变成蓝色。北方大部分地区水质偏碱性，所以炒紫甘蓝时易变成蓝紫色。在酸性条件下，花青素较为稳定，因此，炒紫甘蓝时加醋有助阻止变色。

紫甘蓝更适合拌沙拉、凉拌或生吃。把紫甘蓝叶子掰下来，用清水泡十几分钟后洗净后切丝，与黄瓜丝或青椒丝混合，用沙拉汁或蒜蓉辣酱拌，并加少许亚麻油（或其他植物油），十分美味。

卷心菜

卷心菜是甘蓝最常见的一种，学名叫"结球甘蓝"，个头有大有小，各地品种不尽相同。卷心菜营养价值不错，每100克卷心菜含维生素C40毫克、胡萝卜素70微克、钙49毫克、钾124毫克、膳食纤维1.0克。

卷心菜适合切丝后与瘦肉丝、青椒丝一起清炒，淡淡无味的卷心菜，

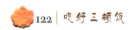

经过简单的烹调就变得口感清脆鲜香。此外，卷心菜也适合做馅或生吃。

大白菜

　　大白菜是最常见的十字花科蔬菜之一。虽然其貌不扬，价格低廉，但营养价值不低。维生素C含量为31毫克/100克，胡萝卜素含量为120微克/100克，钙的含量为50毫克/100克，膳食纤维0.8克/100克，均不逊于其他绿叶菜。

　　大白菜也含有重要的抗癌物质前体——葡萄糖异硫氰酸盐。不过，烹调大白菜时要注意，长时间炖煮不但会使维生素大量破坏、流失，降低其营养价值，还会使"葡萄糖异硫氰酸盐"流失，减低其抗癌作用。因此，应尽量缩短加热时间，最好采用醋溜、爆炒等烹调方法。

　　此外，在北方大白菜通常作为"冬菜"长时间储存，甚至过冬。长时间储存也使其营养破坏、流失，还使大白菜中亚硝酸盐含量增加。如果储存不当，比如温度偏高或湿度较大，大白菜变质腐烂后，其亚硝酸盐含量之高足以导致食物中毒。

菜花

　　一般认为蔬菜水果颜色越深，则营养价值越高。菜花虽然是白色的，颜色很浅，但营养价值却不低。除胡萝卜素含量较少（30微克/100克）外，维生素C（61毫克/100克）、钾（200毫克/100克）等营养素含量都较多。

芥菜

芥菜是十字花科绿叶蔬菜，在广东地区食用非常普遍，具有较高的营养价值，维生素C含量为51毫克/100克，胡萝卜素含量为1450微克/100克。芥菜茎叶脆嫩，口味清香，除清炒外，还可以煮汤、凉拌、涮火锅等。

食用菌，好营养

　　木耳、银耳、香菇、平菇、金针菇、滑子菇、草菇、花菇、茶树菇、金针菇、竹荪、杏鲍菇、牛肝菌、松茸、羊肚菌等统称为"食用菌"，它们在分类上都属于真菌。这些食用菌的鲜品或干品大多适合做配菜，与其他食物混合烹调，如煲汤、炖煮、炒制、涮火锅等，因为它们往往含有较多核苷酸、嘌呤等能提升鲜味的物质，使菜肴味道鲜美。

　　与其他蔬菜相比，食用菌的营养价值非常独特。比如，所含蛋白质不论含量还是质量都优于普通蔬菜；维生素B$_1$、维生素B$_2$、维生素K、维生素D、钙、钾、铁、锌和硒等微量营养素含量丰富，其中最为独特的是维生素D，其他蔬菜从不提供。最最重要的是，食用菌含有一类具有特殊健康价值的成分——菌类多糖，对提高免疫力、调节血脂、抗癌、抗血栓等有一定帮助。

因此，如果你的食谱未能做到天天有"菌"，那么强烈建议你增加食用菌的摄入量。不一定非要一盘一盘地吃，作为配菜每天食用即可。

哪种食用菌营养价值更高呢？各种食用菌的外观、味道、产地、栽培条件都不尽相同，在营养素含量方面也的确有差异，但重要的是，它们亦有很多相似之处，营养作用大致相仿。千万不要以为价格越贵，营养价值就越高。消费者没必要陷入无聊的比较孰高孰低的事情当中，因地制宜地多吃一些食用菌才是硬道理。

🍊 木耳

木耳是最常见的食用菌之一，口感清淡、爽脆。可以炒、煮、煲汤、涮火锅、凉拌等，也可以与其他菜肴搭配。

木耳含有丰富的B族维生素、铁和膳食纤维，营养价值很高。木耳含有木耳多糖。研究表明，木耳多糖能减少血脂、降低血液黏稠度和抗血小板凝集，对预防心脑血管疾病有益。木耳多糖还能提高人体免疫力。

🍊 香菇

香菇也是最常见的食用菌之一，有鲜品和干品可供选择。干香菇的蛋白质含量高达20%，脂肪却很少。而且蛋白质质量较好，含必需氨基酸较多。涨发后和鲜香菇蛋白质含量差不多，约为2%，仍是一款营养丰富的食材。香菇不但富含维生素B族，还含有维生素D，有助于钙吸收，香菇多糖则具有提高免疫力的作用。

香菇富含嘌呤、核苷酸等鲜味物质，特别适合煲汤、做馅等。炒制、红烧、炖煮、涮火锅、烧烤亦是美味。

🍊 蘑菇

蘑菇包括十余个品种，如鲜蘑菇、草菇、牛肝菌、滑子蘑、平菇、金针蘑、松树蘑、红蘑等，分布于不同的地区。现在野生者很少，大部分是栽培养殖的，很多还经过晒干、腌制或被作成罐头出售。蘑菇中B族维生素和钾含量均比较丰富，膳食纤维的含量也很突出，具有较高的营养价值。

新鲜蘑菇适合各种烹调方法，干品经泡发后也一样，可炒，可炖，还可以凉拌或做馅料。

很多野生的蘑菇有毒，又称毒蕈，可致人死亡的有十余种。毒蘑菇引起的食物中毒每年夏秋季节在全国各地均有发生，常引起好几个家庭成员死亡或集体中毒死亡的惨剧，其原因都是误采误食毒蘑菇。目前还没有鉴别野生蘑菇是否有毒的简单方法，大多数经验是靠不住的，避免毒蘑菇中毒唯一可靠的做法是不要吃野生蘑菇。

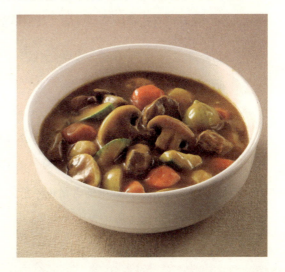

其他蔬菜佼佼者

上文分别重点介绍了绿叶蔬菜、十字花科蔬菜和食用菌的营养价值，但这并不意味着只有这些蔬菜是好的，其他蔬菜中亦不乏佼佼者。

青椒

青椒又名菜椒、甜椒、圆椒等，是维生素C含量最高的蔬菜之一，每100克青椒含72毫克维生素C。红色或黄色的彩椒，维生素C含量更高。青椒中胡萝卜素、钾和膳食纤维的含量也不低。烹制青椒时，要注意掌握火候，缩短加热时间，减少维生素C损失。

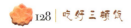

🍊 西红柿

西红柿（又称番茄）富含胡萝卜素（1149微克/100克）、维生素C（19毫克/100克）、钾（163毫克/100克）、番茄红素（3～8毫克/100克）等营养素。其中番茄红素尤其引人瞩目。

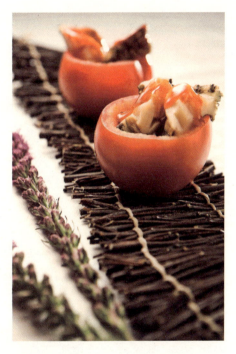

番茄红素是一种类胡萝卜素，呈红色。番茄红素具有极强的抗氧化能力，可以清除体内的自由基。此外，番茄红素还能阻断亚硝胺形成，表现出一定的抗癌作用。每人每天食用一两个西红柿就可以获得足够的番茄红素。番茄酱、番茄沙司、番茄汁等也含有不少的番茄红素。除西红柿外，西瓜、胡萝卜、葡萄、红色葡萄柚、草莓、柑橘等也含番茄红素，但含量均不及西红柿。

🍊 胡萝卜

胡萝卜是营养价值最高的蔬菜之一，其β-胡萝卜素含量高达4000微克/100克，α-胡萝卜素3480毫克/100克，都是蔬菜中的佼佼者。胡萝卜维生素C和钾含量也不低，分别为16毫克/100克和193毫克/100克。

因为胡萝卜中各种类胡萝卜素含量都很高，它们都是黄色、橘黄色或橘红色化合物，所以进食量较大时可以使皮肤变黄。但一般来说，这种皮肤变黄是无害的，停止进食后会自行消退。

胡萝卜素是脂溶性物质，有脂肪（油脂）存在时更易消化吸收，但千万不要以为"吃胡萝卜必须炒着吃，生吃等于白吃"。因为即使不用油炒，只要进食其他含有脂肪的食物，如鸡蛋、肉或别的炒菜，那么胡萝卜中胡萝卜素就能很好地吸收。要促进胡萝卜素吸收，只需要很少的脂肪即可。

🧅 洋葱

洋葱是一种备受推崇的蔬菜，其维生素C（8毫克/100克）、胡萝卜素（20微克/100克）、钾（147/100克）和膳食纤维（0.9克/100克）等基本营养素含量并不很高，但其所含硫化物具有很好的健康效益，如促进消化、杀菌、提高免疫力、降血脂等。

洋葱在西餐里应用广泛。中餐吃洋葱的主要方法是素炒、与肉或蛋同炒、做馅或用其做盐渍小菜。

🧅 苦瓜

苦瓜含有丰富的维生素和矿物质，维生素C含量达56毫克/100克，钾256毫克/100克。苦瓜的苦味来自一类被称为苦瓜甙的复杂化合物。这些化合物在动物实验中表现出一定的降低血糖、刺激免疫细胞等作用，但在人

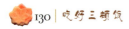

体中未证实有同样作用。一般认为苦瓜的苦味具有解暑作用。

苦瓜煎蛋是最常见的吃法，通过加糖、焯水、冷水浸泡、先炒苦瓜后炒鸡蛋等措施可去除部分苦味。但烹调用油一定要少，在很多餐饮店，苦瓜煎蛋都要放大量的烹调油。

🍊 芦笋

芦笋因其供食用的嫩茎，形似芦苇的嫩芽或竹笋而得名，质地鲜嫩，风味鲜美，柔嫩可口，除白灼外，切片后炒、煮、炖、凉拌均可。芦笋营养价值较高，维生素C含量为17毫克/100克，胡萝卜素为45微克/100克，钾为213毫克/100克。

白灼芦笋是最简单的吃法。芦笋去硬根，放入开水锅中焯熟，捞出，滴入豉汁酱油和亚麻油（或其他植物油）即成。

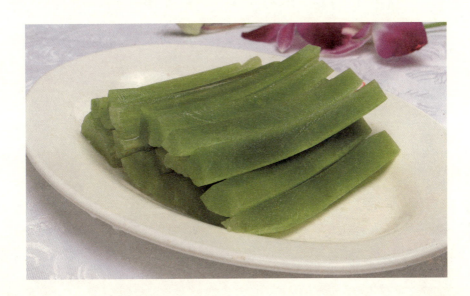

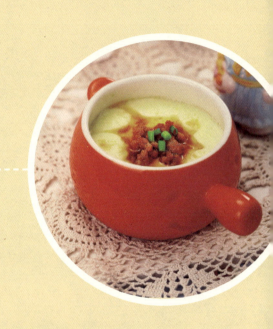

第6章

蛋白质食物，你吃对了吗

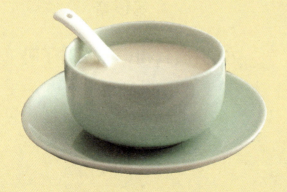

蛋白质食物是指鱼虾、肉类、蛋类、奶类和大豆制品等。这些食物的共同特点是含有较多的优质蛋白，"优质"的意思是消化吸收进入人体后能够被很好地利用，以一敌二。相比而言，粮食、蔬菜和水果中的蛋白质要么含量较少，要么不够优质。花生、核桃、瓜子等坚果也富含蛋白质，但一般情况下食用量较少，不是蛋白质的主要来源。

蛋白质食物营养价值很高

蛋白质构成皮肤、骨骼、肌肉和所有器官

蛋白质是人体所需最重要的一种营养素。我们的整个身体，从脚后跟到头发梢，包括皮肤、骨骼、肌肉和所有器官都主要是由蛋白质构成的。儿童时期，身体皮肤、骨骼、肌肉和各个器官不断生长发育，需要摄入大量的蛋白质；成年后虽然生长发育停止，但体内蛋白质不断更新消耗（新陈代谢），故也需要从食物中补充；老年后体内蛋白质逐渐流失，器官萎缩，骨骼肌肉减少，身高变矮，通过饮食补充蛋白质尤为重要；孕妇和乳母为了孕育或哺育新生命（主要由蛋白质构成），也必须摄入很多蛋白质；很多疾病的恢复期，为了修复受损的组织或器官，摄入较

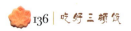

多的蛋白质十分必要。因此，不论何时何地，都要牢记蛋白质是维系身体健康的关键。

如果食谱中没有充足的蛋白质，胎儿难以正常发育；儿童不能正常生长；成年人体质、体力和免疫力低下，精力不足；老年人衰老加快，老态龙钟；病人康复延迟，元气难以恢复。总之，蛋白质构成我们的身体，爱护身体就必须摄入蛋白质。

蛋白质是一切生命活动的基础

蛋白质不但构成我们的身体，还以激素、酶、抗体、补体、血红蛋白、载脂蛋白、免疫球蛋白等活性形式参与各种生命活动。这些物质的名称你也许很陌生，但它们带来的功能我们每天都在使用，如摄食、排泄、代谢、运动、血液循环、呼吸、免疫、思考、情感、欲望、基因复制……归根结底，这些功能都是由蛋白质完成的，没有蛋白质的世界

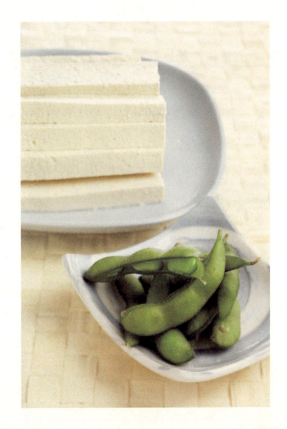

是无法想象的。

体内这些起决定性作用的蛋白质是由细胞合成的，但其原料必须由食物中的蛋白质提供。食物中的蛋白质在肠道内消化分解为氨基酸，然后吸收进入血液，继而被血液运送到相应的组织或器官。在这些组织或器官的细胞内，氨基酸通过复杂的生化过程，重新合成各种人体需要蛋白质，各就其位，发挥作用。与此同时，人体原有的蛋白质也会陆续分解为氨基酸，或再次利用，或降解排泄，完成新陈代谢。

蛋白质需要经常补充

体内那些完成使命或不再被利用的氨基酸和蛋白质将很快降解为其他物质，并以尿素、肌酐等形式随尿液排泄掉。即使某一天你吃了大量蛋白质，它们也无法在体内储存，将会很快代谢分解，随尿液排泄。这一点与脂肪和糖类完全不同。如果某一天你吃了大量脂肪和糖类，它们会按部就班地储存到肚皮下面或其他部位的脂肪组织中，除非你使劲运动，否则它们就要长期地储存在那里。

饮食摄入的蛋白质在体内无法储存，所以补充蛋白质的较好模式是经常摄入，即每天都要摄入一些蛋白质（大约60~100克），以维系代谢需要。而且，如果条件允许，每餐都摄入一些蛋白质（大约20~30克）是最佳的。只有那些肾脏功能严重受损的病人例外，他们经常需要低蛋白饮食，具体情况应该咨询医生。

🍊 蛋白质食物的更多价值

除优质蛋白外，把蛋白质食物作为营养配餐核心的另一个重要原因是，这些蛋白质食物同时也富含其他营养素。比如，鱼、肉、蛋也是铁、锌、硒、铬等微量元素的重要来源，不但含量比较多，而且易于消化吸收。鱼、肉、蛋还是磷脂、维生素A、维生素B_{12}、维生素B_1、维生素B_2和维生素B_6的重要来源。鱼类还是维生素D、DHA、钙和钾重要来源。其中，维生素D和维生素B_{12}在植物性食物中几乎不存在。奶类还是钙、锌、维生素A和维生素B_2的良好来源。大豆及其制品还是多不饱和脂肪酸、钙、维生素B_1和维生素B_6的重要来源。因此，配餐时只要抓住蛋白质食物这个核心，把各种蛋白质食物吃好，就解决了大部分营养素需要，不但有蛋白质，还有多种维生素和矿物质。

特别重要的是，鱼、肉、蛋、奶和大豆制品等蛋白质食物与粮食或蔬菜搭配食用时，它们的蛋白质互相补充，取长补短，整体蛋白质营养价值增加；肉类和鱼虾还促进粮食或蔬菜中铁、胡萝卜素等营养素吸收，提升整餐的营养品质。

🍊 素食是基础，荤食是补充

虽然完全吃素的饮食有一些健康益处，但最有益健康的吃法仍然是荤素搭配。也就是以谷物、蔬菜、水果、大豆等植物性食物为主，再搭配少量的鱼虾、肉类、蛋类和适量奶类等动物性食物。素食固然健康，荤食也很重要。它们都是人们多样化食谱的组成部分，那种认为吃鱼、肉、蛋、奶有害健康的说法是站不住脚的。

过多消费鱼、肉、蛋、奶等动物性食物的确既不健康，又浪费资源，很不可取，但并不能由此得出吃素最好的结论。从健康的角度，与一点儿动物性食物也不吃的严格素食模式相比，素食为主辅以适量鱼肉蛋奶等动物性食物的膳食模式更为可取。为了健康放弃所有的荤食，转而选择严格的素食，是不明智的。当然，如果出于宗教信仰或环境保护等其他目的而选择严格素食要另当别论。

经常看到"要不要吃素食"、"素食到底好不好"之类的争论，其实无论荤素，健康饮食的关键都是搭配。只要讲究搭配，严格素食者仍能获得充足的营养；如果不注意搭配细节，严格素食者将面临严重的营养缺乏风险。只要讲究搭配，荤素搭配者能获得更大的健康效益；如果不注意搭配细节，荤素搭配者也会吃成能量过剩或慢性病。荤素搭配符合绝大多数人的生活实际，所以是本书重点讨论的饮食模式。

🍊 鱼、肉、蛋、奶的营养缺陷

鱼、肉、蛋、奶营养价值很高，但绝非多多益善，要适可而止，因为它们并不完美，主要营养缺陷有三：其一是普遍含有较多胆固醇，过多摄入对心血管系统不利，增加高血压、冠心病、动脉硬化、血脂异常等疾病的风险；其二是肉类含有较多饱和脂肪，也对心血管系统不利，可能还会导致肥胖、糖尿病以及乳腺癌、结肠癌、前列腺癌等癌症；其三是食品安全风险较高，养殖业经常面临抗生素、激素药物、非法添加、

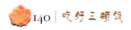

环境污染等多重风险，而很多污染物似乎更容易与脂肪结合。此外，很多烹调加工方式，包括油煎（如煎鸡蛋）、油炸（如炸鸡翅）、烧烤（如烤肉串）、熏制（如腊肠）、腌制（如咸鱼）等也会产生有害物质，甚至是致癌物质。

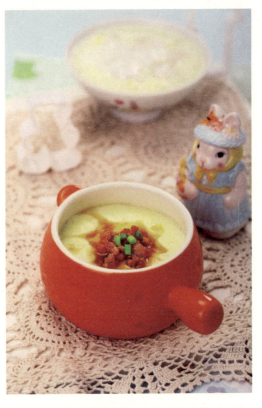

因此，消费鱼、肉、蛋、奶首先要控制总量，普通人每天鸡蛋不超过一个，鱼虾肉类一二两，奶类半斤左右（250毫升）。其次要注意选择脂肪和胆固醇含量较低的品种，如鱼虾、瘦肉、鸡肉、脱脂奶等，尽量少吃高脂肪或高胆固醇的肥肉、肥羊、肥牛、排骨、内脏、鸡皮、肥鸭、肥鹅、猪油、奶油等。最后要采取科学的烹调加工方法，多用蒸煮、焖炖、煲汤、炒制，少用或不用煎炸、烧烤、熏制、腌制等。

鱼、肉、蛋，是一组

我们需要鱼、肉、蛋提供的优质蛋白、微量元素和维生素等营养物质，同时要戒备鱼、肉、蛋中的饱和脂肪和胆固醇，以及可能存在的食品安全隐患。

🟠 首选鱼类

与畜禽肉类相比，鱼类易于消化，脂肪总量较低，饱和脂肪更少，且含有一种非常独特的长链多不饱和脂肪酸——DHA和EPA，又称为 $\omega-3$ 脂肪酸。它们的共同作用使鱼类具有重要的健康价值，即预防血脂异常、高血压、动脉硬化、脑卒中等心血管疾病和糖尿病、哮喘、关节炎等免

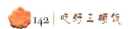

疫性疾病。很多《膳食指南》均建议普通人每周吃2~4次鱼类，或建议动物性食物首选鱼虾类。尤其难得的是，鱼类中的DHA和EPA可以促进胎儿、婴幼儿大脑和视力发育，所以孕产妇应保证食谱中有充足的鱼类，《膳食指南》建议孕妇每天摄入50~100克鱼虾。各种鱼虾的蛋白质含量见表6-1。

表6-1　常见食物胆固醇和蛋白质含量（以100克可食部计）

食物	胆固醇（毫克）	蛋白质（克）	食物	胆固醇（毫克）	蛋白质（克）
鱼类			畜禽肉类		
鲤鱼	84	17.6	猪肉（肥）	109	2.4
鲫鱼	130	17.1	猪肉（瘦）	81	20.3
草鱼（鲩鱼）	86	16.6	猪里脊	55	20.2
鲢鱼	99	17.8	猪脑	2571	10.8
带鱼	76	17.7	猪肝（煮卤）	469	26.4
大黄花鱼	86	17.7	猪肝（新鲜）	288	19.3
鲅鱼（马鲛鱼）	89	21.2	猪肾	354	16.0
偏口鱼（比目鱼）	81	20.8	猪肺	290	12.2
鲈鱼	86	18.6	猪蹄	192	22.6
鲳鱼	77	18.5	猪肚	165	15.2
三文鱼*	55	19.8	猪小排	146	16.7
沙丁鱼	158	19.8	火腿	120	16.0
鲇鱼	163	17.3	牛肉（肥瘦）	84	19.9
黄鳝	126	18.0	羊肉（肥瘦）	92	19.0
泥鳅	136	17.9	羊肝	349	17.9
鱿鱼（鲜）	268	17.4	鸡（平均）	106	19.3
虾蟹、贝类			鸭（平均）	94	19.7
对虾	193	18.6	鸡腿	162	16.0

续表

海虾	117	16.8	鸡翅	113	17.4
河虾	240	16.4	**蛋类**		
基围虾	181	18.2	鸡蛋	585	13.3
草虾	264	21.2	鸡蛋黄	1510	15.2
海米（干）	525	43.7	鸭蛋	565	12.6
虾皮	428	30.2	鹌鹑蛋	515	12.8
河蟹	267	17.5	**奶类**		
海蟹	125	13.8	牛奶（平均）	15	3.0
梭子蟹	142	15.9	酸奶（平均）	15	2.5
鲍鱼	242	12.6	脱脂牛奶	2	3.4
赤贝	144	13.9	黄油	296	1.4
扇贝（鲜）	140	11.1			
牡蛎	100	5.3			
蛤蜊（平均）	156	10.1			
田螺	154	11.0			

*三文鱼和脱脂牛奶数据来自美国农业部食物成分数据库，其他数据来自《中国食物成分表2009》。（中国疾病预防控制中心营养与食品安全所编著）

　　不过，吃鱼的安全性问题不容忽视，污染是一个全球性问题。美国食品药品监督管理局（FDA）建议，孕妇、准备怀孕及哺乳期女性每周吃鱼不超过340克（大致相当于每天50克），且不要吃含汞多的鱼，如鲨鱼、旗鱼、鲭鱼和方头鱼，应选择含汞较少的鱼（如三文鱼）。近海鱼类和海鲜中汞含量可能较低，但其他污染问题可能同样严重，在我国可能尤为突出。因此，鱼虾为健康首选，但也不要多多益善，应以每日平均50~100克为限。

虾蟹、贝类是高胆固醇食物

　　除可能存在的污染因素外，胆固醇也是吃鱼虾时要注意的。一般地，

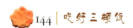

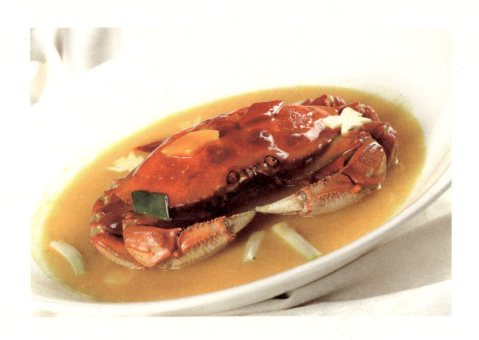

鱼类中胆固醇含量比畜肉略低或持平，大约为70~130毫克/100克，但虾蟹、贝类的胆固醇含量明显超过鱼类和畜肉类，大约为140~200毫克/100克，是名副其实的高胆固醇食物。各种食物中胆固醇和蛋白质含量见表6-1。摄入过多的胆固醇是造成血脂异常和动脉硬化的重要危险因素之一，《膳食指南》要求每天胆固醇摄入量不要超过300毫克。因此，海鲜虽然美味，但也要限量食用。

咸鱼是致癌食物

咸鱼含致癌物亚硝胺和其他亚硝基化合物，这些物质有明确的致癌作用。咸鱼也被列国际癌症研究机构(IARC)为第1类致癌食物，与鼻咽癌、肝癌和食道癌关系密切。因此腌制的咸鱼干要少吃。

除咸鱼外，虾皮、海米、鱿鱼丝、鱼片等海产干也含有较多的亚硝胺或亚硝基化合物，只宜少吃，不要多吃。进食前要清洗，不要长时间存放，密封冷藏避免受潮，可减少致癌物。

🍊 吃肉，瘦为先

比较一下瘦猪肉（里脊）和肥猪肉（五花肉）的成分（见表6-2），就会发现瘦猪肉中蛋白质、维生素B$_1$、钾、铁、锌、硒等重要营养素含量远远高于肥肉，而饱和脂肪、胆固醇等不利因素明显少于肥肉。对比瘦牛肉和肥牛、瘦羊肉和肥羊也会得出同样的结论，因此吃肉要多选瘦肉，少吃或不吃肥肉。

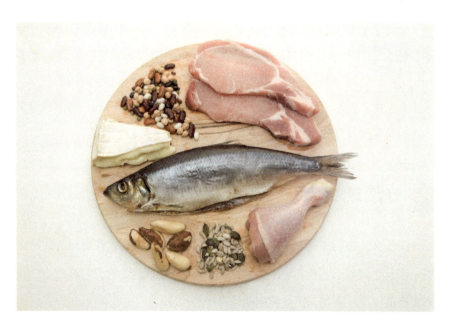

表6-2 瘦猪肉和肥猪肉的成分比较（以100克计）

	能量 （千卡）	蛋白质 （克）	总脂肪 （克）	饱和 脂肪 （克）	胆固醇 （毫克）	维生素 B₁ （毫克）	钾 （毫克）	铁 （毫克）	锌 （毫克）	硒 （毫克）
里脊	155	20.2	7.9	2.7	55	0.47	317	1.5	2.30	5.25
五花肉	349	7.7	35.3	12.0	98	0.14	53	0.8	0.73	2.22

数据来自：中国疾病预防控制中心营养与食品安全所编著《中国食物成分表2002》。

　　肥猪肉、五花肉、肥牛、牛腩、肥羊、腊肠等食物中白花花的脂肪很容易看到，还有一些"肥肉"脂肪是隐藏的，看不到，如猪排骨、牛排、猪蹄、猪头肉、火腿肠、午餐肉、牛肉干、羊杂等都是高脂肪食物。糟糕的是，人们通常更喜欢吃这些高脂肪肉类，因为它们经烹制后汁多、味香、质地柔嫩，非常好吃。

　　禽肉也有类似问题。土鸡肉、乌骨鸡肉、火鸡肉、鸡胸脯肉、鸭胸脯肉等都是高蛋白低脂肪的肉品，但它们的口感明显不如高脂肪的肉鸡、鸡翅、鸡腿、烤鸡、麻鸭、烤鸭、烧鹅、肥鹅等。脂肪带来美味，也带来健康风险，不得不防啊。

　　需要注意的是，不论肥肉还是瘦肉，都含有一些胆固醇（见表6-2），且脂肪较多的"肥肉"中胆固醇含量也较多。为避免摄入过多胆固醇，即使选择"瘦肉"也得限量，平均每天50克左右为宜；如果选择"肥肉"，则必须减半。那些患有血脂异常、高血压、冠心病、动脉硬化、糖尿病、脂肪肝、肥胖症的患者只能选择"瘦肉"，且烹调时要把肉眼可见的脂肪剔除掉，如肥肉、肉皮、鸡皮、鱼子等。

动物内脏，很不健康

从营养角度来看，唯一尚有可取之处的动物内脏是肝脏。肝脏不但是富含蛋白质、维生素和微量元素的"营养宝库"，而且对防治缺铁性贫血确有效果，因为动物肝脏含铁较多，吸收较好，以一敌二。其他内脏，如肾、肺、肠、肚、脑等营养价值比肝脏低，对防治缺铁性贫血无特殊效果，简直泛善可陈。要紧的是，动物内脏普遍含有大量胆固醇（具体含量见表6-1）和一些饱和脂肪，不利于心血管系统健康。

动物内脏还具有更高的食品安全风险。动物养殖时随饲料、饮水和空气摄入体内的污染物（如重金属、残留农药）、抗生素、激素、饲料添加剂、非法使用的物质（如"瘦肉精"）在内脏积聚较多，远多于肌肉。实践表明，不吃动物内脏，可以降低食品安全风险。

随着人们生活水平提高，肉、蛋、奶等食物日渐充裕，普通人完全没有必要选择"物美价廉"的动物内脏补充营养，或道听途说、毫无根据地"以脏补脏"。除某些贫血人群，如贫血孕妇、贫血儿童和老年人可以适量吃猪肝、鸡肝、羊肝或牛肝外，应尽量不吃动物内脏。

鸡蛋是平民饮食的首选

以鸡蛋为代表的蛋类营养价值极高，能提供较多优质蛋白、磷脂、维生素B族、维生素A、维生素E、维生素K、铁、锌、硒等营养素。其蛋白质营养价值堪称天然食材之最！鸡蛋物美价廉，易于消化吸收，适合各种烹调，是儿童、孕妇、乳母、老年人、素食者和大多数病人补充营养的首选。

不过，鸡蛋黄中含有大量胆固醇（见表6-1）。一个鸡蛋（蛋黄）大约含290毫克胆固醇，接近世界卫生组织（WHO）建议的每日胆固醇摄入限量300毫克。如果每天吃一个鸡蛋，再加上吃鱼虾和肉类摄入的胆固醇，恐怕很容易超过300毫克。但已有研究表明，每天吃一个鸡蛋并不会因胆固醇的摄入而增加冠心病或中风风险。因此，《膳食指南》建议普通成年人每天吃0.5～1个鸡蛋，而血脂异常、糖尿病患者最好每天半个（蛋黄），即每周三四个蛋黄。

蛋清和蛋黄简直就是两种完全不同的食物！除胆固醇全部集中在蛋黄之外，卵磷脂、维生素和微量元素等营养素也大多集中于蛋黄，蛋清主要以优质蛋白为主。普通人因害怕胆固醇摄入过多而不吃蛋黄未免得不偿失，但对于患有血脂异常、糖尿病、动脉硬化、脂肪肝、肥胖、胆囊炎、胆结石的人，增加蛋清摄入不增加蛋黄是可取的。

鸡蛋的吃法很多，煮鸡蛋、蒸蛋羹、炒鸡蛋、煎鸡蛋、荷包鸡蛋、茶蛋等均可。煮鸡蛋或蒸蛋羹营养流失少，易消化，是最值得推荐的吃法。

与鸡蛋有关的传言甚多，如发烧不能吃鸡蛋；鸡蛋不能与豆浆或牛奶一起吃；红皮鸡蛋营养更多等。这些说法都是人们臆想出来的，并无实据。

科学烹调，合理食用

    鱼类、肉类和蛋类大多含有脂肪，脂肪有香味，经过各种烹调之后，可以变成美味佳肴。针对这些食物，中餐发展出煎炒烹炸、烧烤焖煮等五花八门的烹调方式。有些烹调方式只为好吃，不顾健康风险。吃什么食物固然很重要，怎么吃也很关键。那些中庸平稳、简约的烹调方法往往比较健康，而追求至美味道、烦琐的烹调方法常有健康隐患。

🍊 烧烤肉类，可以致癌

    炭火烧烤肉类的烟雾中和烤肉上会产生大量致癌物质——多环芳香烃。

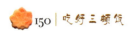

多环芳香烃是最早被认识的、至今也是主要的化学致癌物，一共包括400多种具有致癌作用的化合物，其代表成分是苯并（a）芘。苯并（a）芘既可以通过烤肉进入消化道，也可以通过烤肉的烟雾进入呼吸道。苯并（a）芘是高活性致癌剂，进入身体后转化为环氧化物后，具有明确的致癌作用，可引起实验动物包括消化道癌症（如肝癌、食管癌和胃癌等）在内的多种癌症。炭火烧烤肉类是作用最明确的致癌食物之一，应该少吃。街头烧烤卫生状况糟糕，假肉劣肉流行，乱用亚硝酸盐、"羊肉精"、"牛肉精"等添加剂，更不应该吃。

为降低烧烤肉类的致癌作用，千万不要烤焦，烤焦的肉含有大量的致癌物质苯并（a）芘，不能食用；无烟烧烤、电烤、"纸上烤肉"比炭火烤产生的致癌物要少；吃时一定要搭配大量绿色菜或水果，其所含维生素C会阻断致癌物的作用；调味汁中配以柠檬汁、大蒜等也有类似作用。

🍊 生吃鱼虾，感染寄生虫

淡水鱼虾、螺类经常寄生各种肉眼无法看见的虫子或虫卵，如肺吸虫、肝吸虫、异形吸虫、管圆线虫、阔节裂头绦虫等，这些寄生虫会随淡水鱼生、刺身进入人体，生长繁殖，造成严重损害。临床上，被这些虫子感染的患者往往症状奇奇怪怪，且诊断困难，难以发现，无一不导致严重并发症，甚至危及生命。因此，鲵鱼、鲤鱼和鲫鱼等淡水鱼类、虾类和螺类是不能生吃的，必须煮熟热透。饭店供应淡水鱼生、刺身在很多地方都是违反餐饮行业管理规定的不法行为。

与淡水鱼虾相比，海水鱼虾、贝类感染寄生虫的情况要少一些，但也不是绝对安全。三文鱼、鳕鱼、鲭鱼、乌贼等都有可能感染"异尖线虫"，进入人体后主要损害胃肠道，引起炎症和过敏。三文鱼因为也会在淡水、半咸水里生存，有更多的感染寄生虫机会，如裂头绦虫等。因此生吃处理不当的海水鱼虾，也会招致寄生虫感染。

高温加热即煮熟是杀死寄生虫最有效的方法。为了生食鲜味，可采用冷冻法，冷冻也可以杀死异尖线虫，美国、欧盟都有相关规定，鱼肉要在零下20度冷冻一段时间方可生食。有报道说，海水鱼消费大国日本并没有类似规定，所以感染异尖线虫的病例很多。我国也没有类似的规定，因为生吃鱼虾并不普及。

有人认为吃生鱼片时，用酱油、芥末、醋做调料，或用白酒佐餐就可以杀死寄生虫，这极不可信。现在看来，冷冻是避免生食鱼虾感染寄生虫

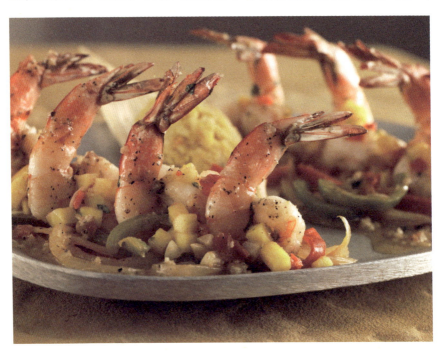

的可取方法，且对口味只有一点点损失。

🍊 蒸炒炖煮，有助营养

与煎炸、烧烤或生吃等极端方式相比，蒸、煮、炖、炒等温和处理食物的烹调方式更可取。蒸、煮和炖的烹调温度在100℃左右，既可以杀死致病菌、寄生虫等病原，又可以使蛋白质充分变性，容易消化吸收，同时对维生素的破坏较轻。对于家庭来烹调来说，还意味着油烟较少，不污染室内空气，一举多得。普通炒菜的温度大约在150℃左右，也低于油炸或烧烤。但爆炒或油冒烟甚至燃烧时，温度比油炸有过之而无不及，对烹调油和食材营养的破坏都很严重，并不可取。所幸这种高温炒的时间较短，大多很快出锅或加水降温。

新鲜鱼类最宜蒸制，蒸鱼的调料不用太复杂，姜、葱、生抽、油等几样即可。用蒸鱼豉油代替普通生抽味道更佳。不太新鲜的鱼类适合"焖"法。家常焖鱼也很简单，热锅下油，油热后后放入鱼肉块。略煎片刻后放入调味汁（由酱油、白糖、醋、大蒜、葱花、姜粉、花椒粉等组成）爆香。加清水，使鱼肉几乎全部没入水中。大火烧开，小火慢炖，收汁后加适量味精出锅。如果咸味不足，还可以补放少许食盐。更简单的焖鱼方法是到超市购买专门用来焖鱼的复合调料包，如酸菜鱼调料包、红烧鱼调料包，把它们和鱼块、清水一起下锅，大火烧开，小火慢煮。什么也不用再加，15分钟左右，收汁，出锅即成。

新鲜虾类或海鲜适合水煮或蒸，海产品大多有咸味，一般无须再加盐。不太新鲜的虾类或海鲜适合红烧或用辣椒炒。

肉类切薄片、肉丝或肉末适合炒，油温不用太热，否则口感反而发硬。下锅之前先用生抽、味精等腌制，再裹以淀粉，可避免肉质发硬。餐馆的做法是常先把腌制好的肉类"滑油"（也称"过油"）处理再炒制，以获得细嫩口感。但这种类似油炸的处理方式不够健康，家庭烹调时可用"水滑"代替，即先把腌制好的肉丝、肉片投入沸水中煮一下，再炒制。较大肉块、排骨等适合炖煮，加热时间较长才能煮烂。烹调油类不要先放盐，否则肉质发硬，盐要后放或等出锅之前再放。

涮火锅是易于消化吸收的烹调方式，加热温度较低且无须加油，但问题是人们为了口感香嫩普遍选择肥牛、肥羊、五花肉，它们含有较多饱和脂肪和胆固醇，不够健康。

🍊 鱼丸肉馅，易于消化

鱼肉多刺，吃起来不够方便，对儿童和老人不太适宜。但如果把鱼肉拍碎剁或搅打成鱼丸，调味后下沸水锅"氽"一下，则营养丰富，口感细嫩，易于消化，特别适合儿童和老年人。鱼肉水分较多，纯鱼肉丸发软发散，口感不佳。餐馆烹调通常加胶来增加鱼丸弹性。家庭烹调最好掺入部分瘦猪肉、瘦牛肉或瘦羊肉，不但鱼丸口感富有弹性，而且味道更鲜美。其实，猪肉和牛羊肉也特别适合氽丸子，口感好，易消化。那些缺乏烹制牛肉或羊肉经验的人，可以把牛羊肉搅打或刀剁成肉泥，调味后用汤匙一勺勺放入沸水中氽成肉丸，无须再加油盐即可食用。

各种肉类均可搅打或刀剁成末，加入适量水和各种调味料和油盐，搅拌成肉馅。还可以掺入各种蔬菜末，混合后包饺子、馄饨、包子或烙馅饼。肉末、肉泥更容易消化吸收，也特别适合为儿童、老年人或消化功能较差者补充营养。鱼泥、虾泥、肉泥还可以混入蛋液中蒸蛋羹，也非常易于消化。

值得注意的是，超市里出售的鱼丸、虾丸和肉丸往往名不副实，肉类比例太低，肥肉、淀粉、胶、肉味香精是主要成分，脂肪含量高，营养价值很低。虽然廉价，口感也好，但不建议选用。

微波炉高压锅，留住营养

虽然微波炉破坏营养、影响健康甚至致癌的说法一直存在，但这是不折不扣的谣言。微波加热食品对维生素有破坏，但与炒、蒸煮或油炸等其他烹调方式相比，微波炉破坏营养较少而非较多。也就是说，微波炉加热有助于保留更多的营养。至于微波泄漏损害健康或致癌的说法就更缺乏证据。

高压锅使烹调温度增加至108℃~120℃，与炒、煎炸或烧烤相比，这个温度较低，营养破坏较少。高压锅还能缩短加热时间，使肉类原料快速成熟，减少营养素破坏。因此使用高压锅有助于保留更多营养素，值得推荐。高压锅不但可以用来煮肉，也可以用来做米饭或米粥。

喝奶的学问

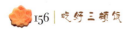 喝奶有益，还是有害

这个问题极易回答，人类是哺乳动物，靠奶类生存是此类动物生命早期的基本特征。母乳是人类婴儿时期的必需品，不得已时用牛奶（配方奶粉）也可以把宝宝健康地抚养大。对婴幼儿生长发育如此重要的奶类，你很难相信它对成年人是有害的，这不符合常识。

然而，的确有人说喝奶是有害的，时不时有媒体报道一下，网络或微信圈里也传来传去。还有人貌似认真地研究过这个问题，得出的结论看上去有点骇人，喝奶的害处包括致癌、高血压等。不过，个别人的研究报告是不足以形成结论的，还要看看其他人的研究结果，科学界主流（大多数

科学家）的观点才是值得我们学习、重视的结论。

目前，包括世界卫生组织（WHO）、联合国粮能组织（FAO）、美国农业部（USDA）、美国疾病预防控制中心（CDC）、中国卫计委、中国营养学会等健康机构均肯定牛奶对健康的益处。这些看法既有理论上的分析，也有大样本的流行病学调查，证据是大量而充分的，不能轻易推翻。

另外，绝大多数科学问题可能都会有一些争议，这并不奇怪。对同一问题的科学研究也经常会得出不同或者相反的结论，这也是正常的。争论和否定其实是科学研究的一部分，所以我们要遵循科学界主流观点，大多数科学家认可的结论，而不是一份报告、一个研究或几个人的观点。

因此，我们认为奶类对人有益，适合天天喝，不论婴幼儿还是成年人都能喝。当然，有些言过其词的宣传，比如"一杯奶强壮一个民族"、"奶类是最接近理想的食物"只宜姑妄听之，不必当真。

🍊 每天喝多少奶合适

奶类主要提供优质蛋白质、维生素A、维生素B_2和钙。奶类是膳食钙的最好来源，不仅含钙量高，而且吸收好。大量研究表明，儿童青少年饮奶可促进生长发育，尤其对骨骼发育和身高增长作用较大，同时还增加骨密度，从而推迟其成年后发生骨质疏松的年龄；成年人饮奶可促进骨骼健康，预防骨质疏松，尤其对更年期前后的女性作用更为明显。

为此，中国营养学会的《中国居民膳食指南》建议，普通人每天饮奶300克或相当的奶制品。这一数量的奶类有助于膳食结构平衡，并获得较多的钙。肥胖、血脂异常、高血压、动脉硬化、糖尿病、脂肪肝、胆囊炎等人群应选择低脂或脱脂奶类。

某些特殊人群，如儿童、青少年、孕妇、乳母、老年人、骨质疏松患者或高风险者等应喝更多的奶类，如每天500克或更多。此时应选择脱脂或低脂奶类，以避免摄入过多饱和脂肪和胆固醇。

上述奶类数量只是大致的推荐量，并非"最低摄入量"或"最高摄入限量"。实际上，奶类每日最低摄入量很难确定，因为这还与搭配其他富含钙的食物有关。同理，奶类每日最高摄入量也很难确定，但一般认为，像其他很多食物一样，过量摄入奶类也是有害的。饱和脂肪和胆固醇是显而易见的有害因素，对心脑血管系统不利。也确有调查发现，过多地摄入奶类（每天800克、1000克或更多）会带来健康风险。

🍊 喝奶腹胀怎么办

有相当一部分人喝完牛奶后会出现腹胀、腹部不适、排气增加、稀便、腹痛等轻重不一的症状。这现象在医学上称为"乳糖不耐受症"，是由于这部分人受遗传因素影响无法正常消化牛奶中的特有成分——乳糖所致。奶类含有乳糖（其他天然食物均不含有），需要小肠分泌一种专门的消化酶"乳糖酶"才能消化吸收它。然而，一部分成年人由于遗传因素不能分泌足够的"乳糖酶"，故小肠不能很好地消化吸收乳糖，导致乳糖进入大肠后引起相应的症状。

喝奶腹胀（乳糖不耐受症）者是不是要告别奶类了呢？当然不是！他们还是可以喝奶类的，只是喝奶的品种要调整一下。酸奶就是很好的选择，经过发酵之后，乳糖分解为乳酸，乳糖含量降低。另一个选择是低乳糖牛奶，乳糖在生产过程中被提前分解，含量降低，可消除大部分乳糖不耐受症状。低乳糖牛奶已逐渐普及，在很多超市均可买到，比如"营养舒化奶"就是一种低乳糖牛奶。此外，不要空腹喝奶，即先吃面包、馒头、鸡蛋等其他食物再喝奶，可以"稀释"乳糖的浓度，减轻不耐受的症状。少量多次喝奶，让胃肠道慢慢习惯，克服乳糖不耐受症状。此外，饮用低乳糖牛奶后血糖生成指数（GI）更低，故也适合糖尿病患者。

🍊 为何推荐低脂或脱脂牛奶

普通奶类脂肪含量为3%~4%，以饱和脂肪酸为主，还含有不少胆固醇（10毫克/100克左右）。低脂牛奶的脂肪减少一半，降至1.5%以下。脱脂牛奶的脂肪更少，在0.5%以下。在脂肪减少的同时，胆固醇含量也有所减少，脱脂牛奶胆固醇含量为2%左右（见表6-1）。在此类产品包装上很容易找到"低脂"或"脱脂"的字样。

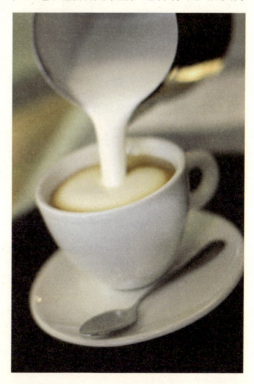

与普通牛奶相比，低脂或脱脂牛奶以较少的能量提供同样多的钙和蛋白质，且脂肪和胆固醇含量更低，非常适合减

肥人士以及血脂异常、高血压、冠心病、糖尿病、脂肪肝、胆囊炎和胆结石患者饮用。青少年、孕妇和老年人等喝奶较多（每天500毫升或更多）的人，也建议选用低脂或脱脂牛奶，以避免摄入过多的脂肪和胆固醇。低脂或脱脂牛奶的缺点是口感没有那么"浓香"，这是脂肪含量较低导致的正常现象。

不同牛奶产品中脂肪含量相差甚大，可达12倍之多。假如每天饮用250克牛奶连续一年，选用最多脂肪（4.2%）者将比最低（0.3%）者多增加4.6公斤体重。故从控制体重的角度，宜选用脂肪含量较少的牛奶产品，不要贪图口感香浓。

🍊 酸奶有哪些营养优势

酸奶一般指酸牛奶，是以牛奶（新鲜的牛奶或奶粉兑水复原）为原料，经过消毒杀菌后，添加细菌发酵，再冷却灌装的一种牛奶制品。酸奶保留牛奶营养成分，还因为细菌发酵提高了营养作用，故整体营养价值超过等量普通牛奶。

含有活菌（有益菌）是酸奶的最大特点，酸奶的营养优势无不与活菌及其发酵过程有关。如发酵使蛋白质更易吸收；发酵合成新的维生素；发酵使乳糖变成乳酸，不但消除了导致乳糖不耐受的因素，乳酸还能助消化、提高钙和铁的吸收率；活菌支持大肠有益菌群生长等。

不过，目前市面上许多的酸奶产品其实不是纯正酸奶，而是"风味酸奶"（风味发酵乳），其原料除了奶类之外，还加入果蔬、谷物、食品添加剂（如糖、胶、香精等）等原料，整体营养价值不及纯正酸奶。当然，两者差距不是很大。风味酸奶也含有活菌，具有一定的健康效应，也适合乳糖不耐受者饮用。

酸奶或风味酸奶从工厂生产到超市销售、家庭存放和饮用的整个过程中必须冷链（低温），并且储存期不要太长，否则品质下降，活菌减少，营养价值降低。有一些产品发酵后再加热，或用酸味剂调味，无须冷藏即可保存很长时间，但活菌带来的营养优势荡然无存。

酸奶可以用家庭酸奶机自行制得。酸奶机的基本原理非常简单，就是保持合适的恒温（40℃左右，6~10小时），以使牛奶发酵。只要按酸奶机说明书的步骤正确使用，制作出来的酸奶口感、卫生状况不次于市售酸奶，而营养品质更为可靠，还可以根据个人喜好调入果汁、果粒、菜汁、巧克力、蜂蜜等各种食物，以丰富口味。

奶粉营养好不好

奶粉是方便的奶制品。全脂奶粉通常以鲜奶经浓缩后喷雾（高温）干燥制成，其中对热不稳定的营养素（如维生素C和B_1）损失较大，营养价值不如鲜牛奶。不过，市场上液态的复原乳其实也是用奶粉兑水"复原"而来，所以奶粉冲调后的营养价值与复原牛奶相仿。

奶粉的最大优点是可以制成适合不同人群的"配方"奶粉，比如婴幼儿配方奶粉、孕妇奶粉、中老年奶粉、脱脂奶粉。

婴幼儿配方奶粉是除母乳喂养外喂养婴儿的首选。它与普通牛奶或奶粉的最大区别是依据《食品安全国家标准　婴儿配方食品》［GB 10765—2010］《食品安全国家标准　较大婴儿和幼儿配方食品》［GB 10767—

2010〕添加了一些后者原本不含或含量偏少的营养成分。这些营养成分要么在母乳中含量较多（如乳清蛋白、亚油酸、DHA、肉碱等），要么虽然母乳中含量也不多但已经证实对宝宝发育十分有益（如铁、维生素D等）。故营养价值更高，更适合的宝宝营养需要。

孕妇奶粉是指按照《食品安全国家标准　乳粉》〔GB19644—2010〕添加了数种孕妇需要的特殊营养素（如叶酸、铁、DHA、低聚糖等）的奶粉，其营养价值更胜一筹。孕妇奶粉大多是低脂的，但加了糖。

脱脂奶粉是指脂肪含量≤1.5%（每100克奶粉含脂肪不超过1.5克，《预包装食品营养通则》〔GB 28050—2011〕）的奶粉。其优点是含有较少的饱和脂肪和胆固醇，适合血脂异常、高血压、胆囊炎、胆结石等患者。选购脱脂奶粉时要仔细看标签配料表是否添加了糖类，有些脱脂奶粉为了填充体积和重量，并改善口味而添加糖类。故普通成人、儿童、糖尿病患者等均不推荐。

真假牛奶，牛奶饮料不是牛奶

市面上奶类产品多种多样，如鲜牛奶（巴氏牛奶）、纯牛奶、复原乳、低乳糖牛奶、低脂或脱脂牛奶、酸奶和风味酸奶、早餐奶、全脂乳粉、脱脂乳粉等，它们虽然特点各异，营养价值也参差不齐，但都保留了奶类的基本营养价值，都属于真正的奶类。

牛奶饮料和酸奶饮料（或乳酸菌饮料）则完全不同，虽然很畅销，很好喝，风味各异，但它们不含或仅含有极少量的牛奶，而大肆添加糖、胶、色素、香精、乳化剂等食品添加剂，人为模拟奶类的口感和风味，营养价值极低，蛋白质含量通常只有1%左右。蛋白质含量应写在标签上，据此可以与真正奶类鉴别。

牛奶饮料和酸奶饮料的包装和价格与牛奶或酸奶接近，广告宣传也故意混淆两者的区别，但营养价值与牛奶或酸奶不可同日而语。它们是"假牛奶"真饮料，不能代替普通奶类，也不推荐作为奶制品食用。

羊奶更好吗

"羊奶比牛奶更有营养"、"羊奶最接近母乳"、"羊奶更适合喂养婴幼儿"、"羊奶可以去火"……诸如此类的说法甚多，但基本上都是卖羊奶的商家宣传的，根本不是事实，没有任何权威的健康机构推荐用羊奶代替牛奶，或认为羊奶营养价值高于牛奶。

实际上，羊奶产品与牛奶产品执行相同的国家标准，营养价值十分接近，如羊奶蛋白质含量≥2.8%，牛奶蛋白质含量≥2.9%。准确的说法是，羊奶牛奶各有优缺点。羊奶的蛋白质含量稍低，但比较容易消化；羊奶钙的含量也稍多一些，但是其叶酸含量比牛奶低。何况，不同品牌牛奶之间以及不同品牌羊奶之间还有差异。另一方面，不论牛奶，还是羊奶，营养价值都不能与母乳相提并论。婴幼儿既可以选用以牛奶为主要原料的配方奶粉，也可以选用以羊奶为主要原料的配方奶粉。

因此，那种说"奶羊比牛奶更好"的广告宣传并不可信。消费者根据自己的喜好选择牛奶或羊奶，没必要非分出个高低不可。

炼乳是健康食物吗

炼乳有甜炼乳和淡炼乳之分。甜炼乳通过添加大量的蔗糖（超过40%）达到防腐的目的，其甜度很高。也因含糖量太高而降低了其营养价值，不太适合用来代替普通牛奶，只可作为甜食佐餐食用。

淡炼乳是通过蒸发水分使牛奶浓缩并达到防腐目的，没有添加糖类或其他物质，其营养价值较高，可以作为推荐的奶制品食用。

不喝奶类怎么办

有些人因为种种原由不饮用任何奶类，那么奶类是否可以被其他食物替代？

婴儿期奶类基本上是不可替代的，没有奶类，婴儿无法成活或发育极差。成年人不再依赖奶类，即使食谱中没有奶类也可以健康生活。但就营养素含量而言，奶类几乎不能被其他任何一种食物取代，要想弥补食谱没有奶类的缺憾，就必须采取综合措施。

与其他食物相比，奶类的营养非常独特，比如蛋白质、脂肪和糖类三大营养素齐备，钙含量突出等。但奶类所含优质蛋白、脂肪、维生素A和锌等营养素也很容易在肉、蛋、鱼中获取，唯有钙的获取比较困难。牛奶钙含量高，吸收率好，其他食物难以比拟。以豆浆为例，10~20杯豆浆的钙才相当于1杯牛奶。

不喝奶类的人要增加大豆制品和绿叶蔬菜摄入，必要时需补充钙剂。

豆腐、豆腐干、千张等大豆制品不仅富含优质蛋白，也富含钙。油菜、菠菜、菜心等绿叶蔬菜也能提供一些钙。虾皮、芝麻酱等"偏门"食物含有较多的钙。

大豆制品，要天天吃

🟠 大豆制品，素中之荤

　　豆腐、豆浆、豆腐干、豆腐卷、千张、腐竹等大豆制品因为含有较多优质蛋白和维生素B族，所以有资格与肉类相提并论，过去一直被视为"植物肉"、"素中荤"，并推荐给低收入人群补充营养。大豆制品（豆浆、内酯豆腐等除外）还富含钙，所以《膳食指南》又把它们与奶类一并推荐。

　　然而，如果你认为大豆制品只是肉类或奶类的候补或替代品，那就大错特错了！大豆及其制品有独特的健康价值，是肉类或奶类所不具备的，无法取代的。大豆及其制品中独特的成分有膳食纤维、卵磷脂、低聚糖、大豆异黄酮、甾醇、皂苷等，这些成分都是保健品市场的宠儿。它们的共同作用是通便，防治便秘；降血脂，抗动脉硬化，预防心血管病；抗衰老；提高免疫力，抗癌等。

总之，大豆及其制品不但具有很高的营养价值，是优质蛋白、磷脂、膳食纤维、维生素E、维生素B族、钙、钾、锌的重要来源，还提供非常独特的保健物质，对预防常见慢性病有益。因此，大豆制品是健康饮食重要的组成部分，普通成人、儿童、孕妇、老年人、慢性病患者都应该天天吃。素食者和不喝奶的人尤其要加倍食用。素食者通过增加大豆制品获取足够的蛋白质；不喝奶的人加倍食用大豆制品以摄入充足的钙。

🍊 每天一杯豆浆，会不会过多

家庭自制豆浆几乎保留了大豆中所有的营养物质，是最值得推荐的食物之一。然而有人担心自己每天都喝一杯豆浆，会不会过多？

根据《中国居民膳食指南》的建议，平均每天应食用30~50克大豆。40克大豆分别相当于800毫升豆浆、200克豆腐、80克豆腐干、700克豆腐脑和30克腐竹。一杯豆浆大约才200~300毫升，所以每天喝一杯豆浆不会过量，反倒还不够，应该再吃一些其他的大豆制品，如豆腐、豆腐干等。也就是说，每天喝一杯豆浆的人不仅无须担心过量，而且每天还要再吃一次其他大豆制品才能达到《膳食指南》建议的大豆制品推荐量。

家庭自制豆浆除可以直接饮用外，还可以代替水做豆浆米饭或煮粥，也可以和面蒸馒头、烙饼、蒸窝头，甚至可以蒸蛋羹等。

🍊 老豆腐嫩豆腐，营养价值不同

豆腐是中国人餐桌上最传统的食物之一。先不说其他营养成分，就钙含量而言，豆腐无疑是大豆制品中的佼佼者。一大块豆腐（约400克），含钙量大致就与两包300毫升利乐包装的牛奶相当。

豆腐为何含有如此多的钙呢？黄豆生长过程就在汲取土壤中的钙，更重要的是，在豆腐制作中所加入的凝固剂，即石膏（硫酸钙）或卤水（含氯化钙）都是含钙的，会使豆腐的含钙量猛增翻倍。因为豆腐中相当一部分钙是凝固剂带来的，所以豆腐的含钙量与加工方法有关。一般地，老豆腐（北豆腐）比嫩豆腐（南豆腐）含钙多，石膏豆腐比卤水豆腐含钙多。

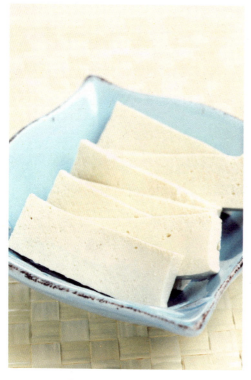

如果用"葡萄糖酸内酯"当凝固剂，做出口感极嫩的内酯豆腐（也叫日本豆腐），那么钙含量就比较低了。一大盒内酯豆腐（350克）才含60毫克钙。还有一些"日本豆腐"是用鸡蛋等原料制作的，不属于大豆制品。严格地说，像内酯豆腐或日本豆腐等衍生产品并是真正意义上的豆腐，营养价值较低。

凡是添加了含钙凝固剂的大豆制品，如普通豆腐、干豆腐、豆腐丝、千张等的钙含量都要超过未添加含钙凝固剂的大豆制品，如内酯豆腐、豆浆、腐竹、油豆皮等。各种大豆制品钙和其他营养素含量见表6-3。

除钙含量增加外，黄豆做成豆腐之后，蛋白质消化率提高，整粒煮熟的黄豆蛋白质消化率仅为65%，做成豆腐后消化率可达95%，因此豆腐提高了黄豆的营养价值。

表6-3 常见大豆制品主要营养素含量（以100克可食部计）

食物名称	水分 （克）	蛋白质 （克）	脂肪 （克）	膳食纤维 （克）	钙 （毫克）
黄豆	10.2	35.0	16.0	15.5	191
豆浆	96.4	1.8	0.7	1.1	10
豆腐（北）	80.0	12.2	4.8	0.5	138
豆腐（南）	87.9	6.2	2.5	0.2	116
豆腐（内酯）	89.2	5.0	1.9	0.4	17
豆腐干（均值）	65.2	16.2	3.6	0.8	308
千张	52.0	24.5	16.0	1.0	313
素鸡	64.3	16.5	12.5	0.9	319
豆腐丝	58.4	21.5	10.5	1.1	204
腐竹	7.9	44.6	21.7	1.0	77
烤麸	68.6	20.4	0.3	0.2	30

摘自《中国食物成分表2009》和《中国食物成分表2004》。

🍊 豆腐搭配肉，营养大增

豆腐所含大豆蛋白虽然也是一种优质蛋白，但甲硫氨酸的含量偏低，肉类或者蛋类蛋白质恰好含有较多的甲硫氨酸。两者混合食用后，氨基酸和优质蛋白互相补充，更符合人体需要，营养价值更高。

豆腐大致有南（方）豆腐和北（方）豆腐两种，南豆腐色泽白，非常嫩；水分多，多成盒出售；适合做汤或凉拌，但不太适合炒菜。而北豆腐则相对发黄，比较老；多一块一块地出售，可以用来炒菜或炖菜。

豆腐干和千张是"高钙王"

豆腐干是豆腐的半干制品，富含尤其蛋白质和钙，特别是钙，100克豆

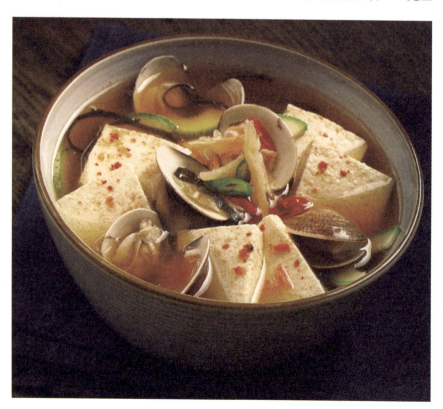

腐干含钙308毫克。千张（百叶）的水分更少，钙含量更多，100克千张含钙313毫克，也超过其他大豆制品。两者是不折不扣的"高钙王"。

与豆腐的一清二白不同，豆腐干常被赋予各种味道和颜色，其中比较有名的是宁波人常吃的"香干"，早已脍炙人口。豆腐干和千张可制作多种菜肴，冷拌、热炒、烤制、涮过、炖菜均可。有些豆腐干含油量较高，有些则盐分较多，不似豆腐那样清淡。

◕ 黄大豆，黑大豆

黄豆（黄大豆）是最常见的大豆，大豆一般是指黄豆，但不限于黄豆，还有黑大豆。像黄豆一样，黑大豆也是高蛋白、高脂肪、极少淀粉的豆类，还富含大豆异黄酮、花青素、膳食纤维、低聚糖、维生素B族、钙和钾等，营养价值也很高。

很多超市可以买到黑豆，可以与黄豆混合做豆浆，黑豆使豆浆颜色发暗，但味道不受影响。黑豆发芽后可烹制菜肴。挑选黑豆时，应选择豆皮表面有光泽，豆皮黑亮饱满的豆子，天然黑豆的胚芽口应为白色，豆皮颜色不是全黑的，而是有的呈墨黑，有的却是黑中泛红，剥开豆皮，内壁应该是白色的。

那些关于大豆的误解

大豆蛋白是最好的蛋白质吗

　　大豆是植物性食物中的"奇葩"，它像鱼、肉、蛋、奶等动物性食物一样含有优质蛋白，具有较好的氨基酸模式，比较符合人体需要，营养价值较高。有人认为大豆蛋白与动物蛋白一样好，售卖（大豆）蛋白粉的商家更是宣称大豆蛋白是最好的蛋白质。

　　其实大豆蛋白虽然算得上优质蛋白，但并非最优质的或最好的。大豆蛋白中一种叫作甲硫氨酸（或蛋氨酸）的必需氨基酸较少，不仅比动物蛋白少，比某些谷类蛋白也少。如果用大豆做饲料喂养禽畜类动物的话，要另外添加一些甲硫氨酸才能满足禽畜类动物的需要。此外，大豆蛋白中

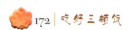

赖氨酸也不太稳定，在大豆制品加工过程中有所流失，导致含量不足。因此，大豆蛋白的营养价值比不上牛奶蛋白（乳清蛋白）、鸡蛋蛋白或肉类蛋白。

实际上，大豆的优势并不是蛋白质比动物性食物更好，而是大豆及其制品不含胆固醇，脂肪含量低，且主要为不饱和脂肪酸，这对防治肥胖和高血压、血脂异常、冠心病等心血管病是难得可贵的。为此，1999年，美国食品药品管理局（FDA）允许大豆制品厂商宣称"大豆蛋白可能减少患心脏病的风险"、"作为低饱和脂肪酸和低胆固醇膳食的一部分，每天吃25克大豆蛋白可能减少患心脏病的风险"。

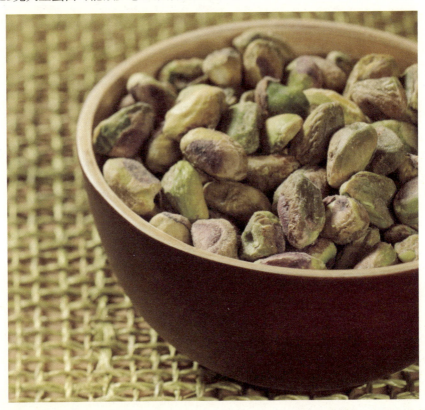

此外，大豆是所有植物性食物中蛋白质含量最多，且质量最好的，并且其中赖氨酸含量丰富，与谷类一起食用能通过互补作用提高整体膳食营养价值。

大豆制品会加重乳腺增生吗

大豆及其制品中含有一种特殊的植物化学物——大豆异黄酮。它能够与人体内的雌激素受体结合，具有较弱的雌激素的作用，故被誉为"植物雌激素"。植物雌激素有很多健康益处，但不免也使人担心，常吃大豆制品会加重乳腺增生，甚至诱发乳腺癌吗？

机体雌激素水平过高的确会诱发乳腺增生，亦与乳腺癌有关。但植物雌激素（大豆异黄酮）不等同于雌激素，它只是在机体雌激素水平偏低时，才代替雌激素与受体结合，发挥微弱的雌激素作用，其作用强度仅为雌激素的千分之一或更低。而且能与植物雌激素结合的受体在乳腺组织中很少，乳腺不是植物雌激素发挥作用的主要部位。因此，乳腺增生患者不必担心摄入大豆制品导致体内雌性激素水平增高。适量摄入大豆制品不会诱发或加重乳腺增生。

大豆制品会加重胆结石吗

胆结石的成分比较复杂，主要是胆固醇、胆色素，也包括少量钙即其他物质。胆结石的形成与饮食有密切关系，胆结石患者要限制肥肉、蛋黄、动物内脏等高胆固醇、高饱和脂肪的食物。但研究表明，大豆制品不

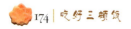

是胆结石的危险因素。因为大豆制品不含胆固醇，饱和脂肪也很少，而且大豆甾醇和皂苷还能抑制胆固醇吸收，具有降低胆固醇作用。

　　大豆制品中的钙也不会诱发胆结石。有研究发现，钙摄入量较多的人反倒不容易患胆结石。吃大豆制品也不会导致钙摄入过量。总而言之，胆结石患者适量摄入大豆制品不但无妨反而有益。

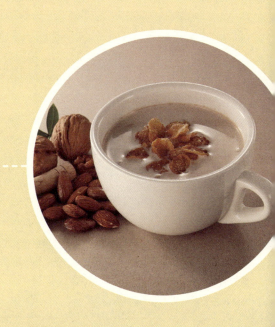

第7章

零食吃出健康

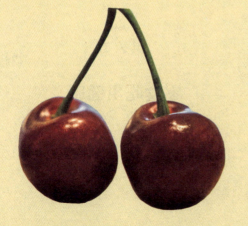

吃零食健康吗

零食是指那些适合两餐之间食用的比较方便的食物。零食品种也没有一定范围，比如水果、坚果、酸奶等既可以当零食吃，也可以在正餐吃，但大多数人有自己偏爱的、经常吃的零食。零食的数量也可多可少，但通常不多。

吃零食不是好习惯的认识比较普及，但其实并非如此。儿童生长发育需要很多营养，但胃容量又比较小，所以每天吃零食是很必要的营养补充；孕妇和乳母也需要吃零食，因为孕中期、孕后期和哺乳期需要补充大量的营养；老年人也应该吃零食（并减少正餐），少量多次进食有助消化吸收；胃肠消化功能不好的病人更需要吃零食，少量多次进食可减轻胃肠负担。旅行者、夜生活较多者、倒班工人等等可能都需要补充一点儿零食。因此吃零食对很多人有积极作用。

不过，吃零食损害健康的情形也很常见。有些人因为无聊消遣而频繁地吃零食，有些人因为对某些甜食、咖啡"上瘾"而频频食用，有些人吃零食是为了减轻心理压力，还有些人抵挡不住广告诱惑买零食。因为他们吃了本不需要的零食，所以零食对他们不是营养补充，而是代谢负担。

另一种更为普遍的情形是，受口味驱使，人们往往倾向于选择"错误"的零食，如膨化食品、薯条薯片、甜点、方便面、饼干、雪糕、奶茶、甜饮料等，这些零食要么缺乏营养，要么含有大量糖或脂肪，要么兼而有之，如此一来，非但不能补充营养，还增加了额外的代谢负担。

随着食品工业的发展和现代生活的变化，"错误"零食越来越多，越来越普遍，终于造成了"吃零食是错误"的局面。这不免让人觉得讽刺和遗憾，吃零食本来是一种补充营养、享受生活的方式，现在却沦落为不良生活方式。然而健康的零食、正确吃零食的方式一直就在那里，只是很多人并不了解罢了。

有时你会看到非常奇怪的现象，有人因为吃零食而发胖，也有人因吃零食而减肥；有人因零食而受害，有人因零食获益。可见，吃零食本身并无对错，关键是看你选择什么样的零食，如何吃零食。一般地，要尽量选择水果、坚果等天然来源的食物，而不是饼干、点心之类不知所谓的高度加工食品；要尽量在两餐之间和饭前吃零食，而不是饱餐之后或者晚上睡前；吃零食之后要减少正餐进食量，以使总量适宜；要建立自己的"垃圾食品"标准，有所吃,有所不吃。

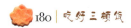

水果，每天必吃的零食

🍊 蔬菜和水果，互相不能取代

　　尽管水果和蔬菜在营养成分和健康效益方面有很多相似之处，但它们是两种不同的食物，其营养价值有所不同，《膳食指南》指出，水果与蔬菜不能互相取代。

　　大多数水果中维生素、矿物质、膳食纤维和植物化学物质的含量低于深色蔬菜，所以水果不能代替深色蔬菜。水果中糖、果胶、有机酸和芳香物质含量则高于绝大多数蔬菜，而且水果常生吃，无须加热，营养素几乎无破坏，所以蔬菜也不能代替水果。

果汁不能代替水果

在生产果汁过程中，压榨和捣碎会使维生素C等氧化破坏；过滤则会使水果损失大量膳食纤维；添加甜味剂、防腐剂等也会降低果汁营养品质；加热消毒（灭菌）也会使果汁中的维生素受损。因此，即使是纯果汁，营养价值也与新鲜水果有很大差距。何况市场上大量的果汁类产品并不是纯果汁，只是果汁饮料而已！

家庭鲜榨果汁营养损失略少于市售果汁，但因为它无法密闭保存，如果在家中存放几小时，营养损失更大，且存放时间越长，营养破坏越多。当然，对牙齿不好的婴幼儿和老人，以及某些进食不便的病人，家庭自制鲜榨果汁是值得推荐的。

除果汁外，水果罐头、果脯、果干等水果制品也同样不能代替新鲜水果。

最应季的水果，最值得品尝

很多春季成熟的水果，如草莓、樱桃、杏、桑葚，以及荔枝等，成熟期很短暂，且难以储藏，只能集中上市，过期不候。虽然有的也可以大棚种植，反季节上市，但价格超贵，口感也较差，所以水果最宜应季食用。这些水果营养丰富，酸甜可口，无一不是补充营养的良好来源。建议抓住机会，吃最应季的水果，既营养又美味。

比较而言，苹果、梨、柑橘、香蕉、西瓜等水果不但成熟期较长，且

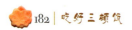

耐储藏，易运输，可以长时间供应市场。因此苹果、香蕉、柑橘等几乎一年四季都是主力水果。

葡萄、桃子、菠萝、石榴、大枣等水果介于上述两类水果之间。成熟期稍长，能供应市场一段时间，但不会很长，其他时间只能吃反季节种植或经特殊方式储藏的。

维生素C含量高的水果，应该多选

维生素C是人体所需最多的维生素，其作用包括促进胶原蛋白合成，促进胆固醇代谢，消灭自由基，抗氧化；促进铁吸收，防治贫血；解毒，抗癌；预防动脉硬化等心血管病等。

水果是人体摄入维生素C的主要来源之一，尤其对婴幼儿、高龄老人

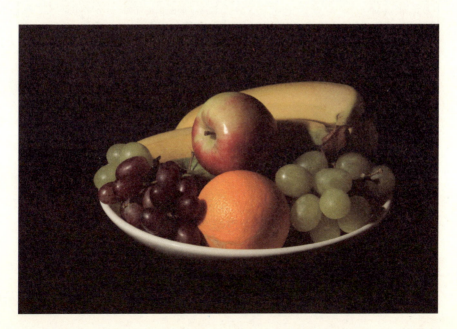

和蔬菜摄入量较低的人群更是如此。但并不是每一种水果都富含维生素C，如苹果、梨、桃、西瓜、香蕉等常见水果的维生素C含量偏低（＜10毫克/100克）。在吃同样多的前提下，柑橘、葡萄、杧果、菠萝、香瓜等水果的维生素C含量要高一些（10~30毫克/100克）。而只有少数水果，如鲜枣、猕猴桃、草莓、木瓜、荔枝等维生素C含量很高（＞40毫克/100克）。其中鲜大枣维生素C含量最高，为243毫克/100克。不过，普通干红枣的维生素C含量较低，仅有14毫克/100克。常见水果维生素C含量（排序）见表7-1。

表7-1   常见水果中维生素C含量（以100克可食部计）

水果	维生素C含量（毫克）	水果	维生素C含量（毫克）
枣（鲜）	243	大枣（干）	14
猕猴桃	62	哈密瓜	12
草莓	47	樱桃	10
木瓜	43	石榴（平均）	9
荔枝	41	香蕉	8
柑橘（平均）	28	桃（平均）	7
葡萄（平均）	25	杨桃	7
杧果	23	梨（平均）	6
柠檬	22	西瓜（平均）	6
菠萝	18	苹果（平均）	4
香瓜	18	杏	4

数据来自：中国疾病预防控制中心营养与食品安全所编著《中国食物成分表2002》。

胡萝卜素含量高的水果，也要多选

除维生素C外，水果还是胡萝卜素的重要来源。胡萝卜素一方面在体内可以转化为维生素A，对眼睛、皮肤、免疫力和生长发育发挥促进作用；

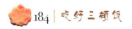

另一方面，胡萝卜素本身也有抗氧化作用，可以消灭自由基等氧化因素，有助于延缓衰老，对抗动脉硬化和防癌等。

胡萝卜素是一类从黄色到红色的天然色素，所以哈密瓜、杧果、柑橘、木瓜、西瓜、杏等果肉呈深黄色或红色的水果含胡萝卜素最多。而果肉呈浅色或白色的香蕉、苹果、香瓜、菠萝等含胡萝卜素较少。常见水果中 β–胡萝卜素含量见表7–2。

表7–2　常见水果中 β–胡萝卜素含量（以100克可食部计）

水果	β–胡萝卜素含量（毫克）	水果	β–胡萝卜素含量（毫克）
哈密瓜	920	葡萄（平均）	50
杧果	897	梨（平均）	33
柑橘（平均）	890	草莓	30
木瓜	870	香瓜	30
西瓜（平均）	450	菠萝	20
杏	450	桃（平均）	20
枣（鲜）	240	杨桃	20
樱桃	210	苹果（平均）	20
猕猴桃	130	荔枝	10
柿子	120	大枣（干）	10
香蕉	60	石榴	0

数据来自：中国疾病预防控制中心营养与食品安全所编著《中国食物成分表2002》。

当然，选择水果时，不仅要看维生素C和胡萝卜素含量，还要看钾、膳食纤维等其他营养素的含量。比如香蕉虽然维生素C和胡萝卜素含量不突出，但钾含量很高，膳食纤维也不少。此外，选用水果时，除营养素含量高低之外，也要考虑其是否易于消化和安全，比如枣、杏、李子质地较粗，不易消化；柠檬和猕猴桃很酸，有刺激性；杧果容易导致儿童唇部黏膜或脸部过敏。还有少数人进食含果糖较多的水果如西瓜、荔枝等会出现肠胃不良反应。

深颜色的水果，多选没错

果肉呈深黄色或红色的水果含有较多的胡萝卜素，抗氧化作用较强。果肉呈紫色或深红色的蓝莓、桑葚、樱桃、草莓、葡萄、石榴等水果抗氧化能力更为出色，因为它们富含花青素。

花青素是一大类从深红色至紫色的植物色素，它的抗氧化作用可能是最强的，超过维生素C、维生素E或胡萝卜素，能清除自由基，抑制脂质过氧化，在一些实验中表现出调节血脂、抗动脉粥样硬化、抗癌、抗过敏、促进组织修复、防治白内障等保健作用。目前花青素产品已经成为保健品界的宠儿，通常以"葡萄籽提取物"为名。

水果的益处是多方面的，水果的抗氧化作用也来自多种物质，如维生素C、胡萝卜素、花青素、黄酮类等。虽然这些成分被单独开发成保健品售卖，但从整体效果上看，都不如吃水果的作用更综合、更强，故不能代替吃水果。

最升糖的水果，高血糖者少吃

水果含有果糖、蔗糖、葡萄糖等糖类，易消化吸收，对血糖的影响仅次于主食类和饮料，要超过蔬菜、肉、奶类和蛋类，过去曾经要求糖尿病患者忌食水果，但这其实是没有必要的，水果营养丰富，而且只要食用品

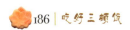

种、数量和方法得当，就不会造成血糖明显升高。

　　衡量某种食物升高血糖作用强弱的指标是"升糖指数"（GI），GI越高则升高血糖的作用越强（前提是摄入相等的糖类）。大多数水果GI较低，升高餐后血糖的作用较弱，如苹果、梨、桃、杏、李子、樱桃、葡萄、柑、柚等，糖尿病患者每天可以吃200克或更多（根据血糖控制情况）。但菠萝、杧果、西瓜、芭蕉、香蕉等少数水果GI较大，升高餐后血糖的作用较强，糖尿病患者应减少食用量，每天100克为佳。还有个别水果，如大枣、红枣干、葡萄干等GI很高且含糖量很大，不适合高血糖者食用。注意上述各种水果的重量不能重复计算。常见水果的"升糖指数"（GI）见表7-3。

　　为避免一餐之内摄入太多的糖类而增加胰腺负担，一般不建议水果与

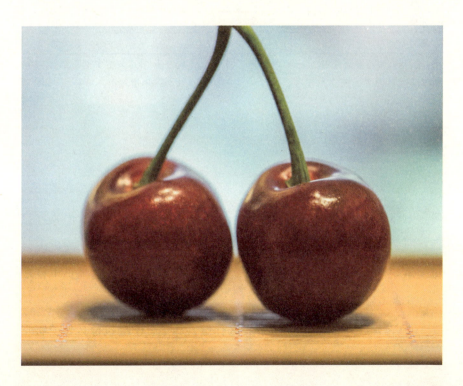

正餐一起食用或者餐后立即吃水果。高血糖者吃水果的理想时间是两次正餐中间或者睡前一小时。

表7-3　常见水果的升糖指数（GI）

水果	GI	食物	GI
苹果	36.0	猕猴桃	52.0
梨	36.0	柑	43.0
桃	28.0	*柚	25.0
*桃（罐头，含糖浓度低）	52.0	*菠萝	66.0
*桃（罐头，含糖浓度高）	58.0	*杧果	55.0
杏干	31.0	西瓜	72.0
李子	24.0	芭蕉（甘蕉、板蕉）	53.0
樱桃	22.0	香蕉	52.0
葡萄	43.0	香蕉（生）	30.0
葡萄干	64.0	*大枣	103

带"*"者为引用国外数据。其余引自《中国食物成分表2002》（中国疾病预防控制中心营养与食品安全所编著，北京大学医学出版社2002年出版）。

蔬菜零食，超级健康

　　蔬菜作为零食，其健康程度比水果有过之无不及。在北方很多地区，黄瓜、西红柿、水萝卜、胡萝卜等经常作为零食吃，很多人外出旅行、游玩时会携带它们充饥解渴。与水果零食相比，蔬菜含糖或淀粉更少，维生素、矿物质和膳食纤维更多，饱腹感更强。烤红薯（烤地瓜）也是一种非常不错的零食。

　　北京营养师俱乐部理事长、首都保健营养美食学会执行会长王旭峰先生曾在微博晒出儿子把彩椒当零食吃的照片，四五岁儿童以彩椒为零食，非常难得。

　　蔬菜鲜榨汁也是很好的零食，如西芹汁、黄瓜汁、芦荟汁、胡萝卜汁、圆白菜汁液、番茄汁、菠菜汁、苦瓜汁等。鲜榨蔬菜汁时要尽量保留过滤渣，过滤渣富含膳食纤维和维生素；尽量不要加糖或少加糖，可以混入酸水果或甜水果调味。市面上商业化的蔬菜汁，像果汁一样，大多属于饮料，营养价低远低于新鲜蔬菜，不是好零食。

坚果也是优选零食

坚果是植物营养的精华

坚果与水果，一字之差，营养成分有着极大的不同。大多数坚果是高蛋白、高脂肪、很少糖类的食品，富含膳食纤维、维生素E、维生素B族、钾、钙、镁、铁、锌等，以及甾醇、叶黄素等植物化学物质，但一般不含维生素C，胡萝卜素含量也少。

更重要的是，有一些研究发现，经常吃少量坚果有助于心脏健康和预防糖尿病，还有助于改善糖尿病患者的血脂状况，这主要因为坚果富含不饱和脂肪酸及其他丰富的营养。不过，这些研究大都来自欧美国家，国内类似的研究很少。国内居民花生油、大豆油、葵花子油、玉米油等植物

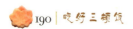

油摄入量极大，食谱中不饱和脂肪酸绰绰有余，再吃一些坚果未必同样有益。

但无论如何，坚果都是植物的种子，集中了植物营养的精华，很值得推荐。坚果既可作零食吃，也可作早餐吃；既可以炒熟后直接嗑着吃，也可以水煮、煮粥、煮饭、拌沙拉、打豆浆等。

坚果好吃要少量，多吃容易发胖

坚果不但营养价值高，而且比较美味，因为其脂肪含量很高，大多可以榨油。花生、西瓜子、葵花子、芝麻、南瓜子、腰果、松子、巴旦木、核桃、开心果、松仁、榛子等都是高脂肪品种，脂肪含量在45%~60%左右，也就是说，吃一把坚果油脂占半把。鲍鱼果、长寿果、夏威夷果等进

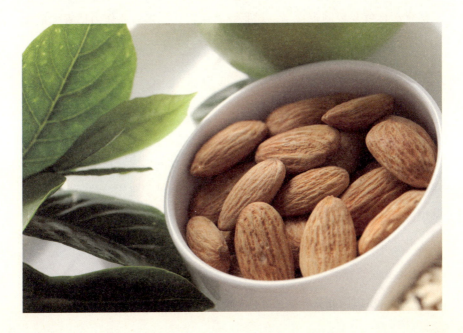

口坚果脂肪含量更高，约为70%。只有板栗、莲子、白果等少数坚果是低脂肪的，但它们糖类含量也不低。总之，坚果要么高脂肪，要么高糖，多吃容易发胖。

那么，吃多少坚果比较合适呢？不同健康机构给出的建议量差别很大。《中国居民膳食指南》建议每星期吃50克（带壳称量约为100克），相当于花生仁66粒，或大杏仁37粒，或开心果76粒，或葵花子5把（成年女性手掌），或西瓜子5把（成年女性手掌）。这是一个很少的量，以在市场购买1斤（500克）葵花子为例，去掉壳后子仁重量约为250克，大概应该吃5个星期，即一个多月。但欧美国家吃坚果的建议量要多一些，如每天吃30克左右（每周200克或更多）。

或许更可取的做法是根据个人体重决定多吃或少吃坚果。像吃水果、薯类等其他健康零食一样，只要体重是正常的，多吃一些也无妨，但如果体重超标就要控制零食了。对肥胖者而言，坚果只能作为早餐少量食用，不宜当零食吃。

🍊 吃坚果的注意事项

1.个别人对花生、核桃、开心果等坚果有过敏反应，食用后出现皮肤瘙痒、咽喉水肿等症状。凡对某种坚果过敏者应严禁食用该种坚果。而且坚果过敏者有时会有交叉过敏现象，比如对花生过敏的人，有时也会对芝麻或大豆过敏，因此用餐时一定要注意。

2.幼儿吃整粒的坚果时会因说笑、呛咳或不留神进入呼吸道，并引起严重后果。所以幼儿只能吃切碎研末的坚果，学前儿童吃整粒坚果也必须要有大人照顾，以免发生意外。

3.坚果保存时间太长或方法不当容易导致氧化变质或发霉。氧化变质的坚果味道不新鲜，甚至有"哈喇味"，不但营养价值降低，还会生成有害的脂肪氧化产物，加速人体衰老。发霉的坚果更危险，有可能带有剧毒的黄曲霉毒素。因此，购买坚果一定要注意是否新鲜，并正确存放，干燥密封防潮，时间别太长。

4.坚果大多经烤、炒或油炸，口感香脆，但对口腔黏膜有一定刺激性，故口腔溃疡者不宜食用。煮熟或混入其他食物的坚果适合口腔溃疡者。

10种常见的坚果

1.巴旦木

巴旦木因外观像杏仁一度被错误地称为"大杏仁"或"美国大杏仁"，但其实并不是杏仁，而是扁核桃仁，在我国新疆一直叫"巴旦木"或"巴达木"。现在市面仍然有少数产品叫"大杏仁"。

巴旦木营养很丰富，主要营养素含量见表7-4。巴旦木大多只经过轻微烤制，不含太多调味品，维生素破坏少。

2.核桃

核桃健脑是一个很古老的说法。虽然到目前还缺乏足够的证据来支持该说法，但核桃总归是一种营养价值很高的坚果，主要营养素含量见表7-4。此外核桃还含有多酚、黄酮类保健成分。

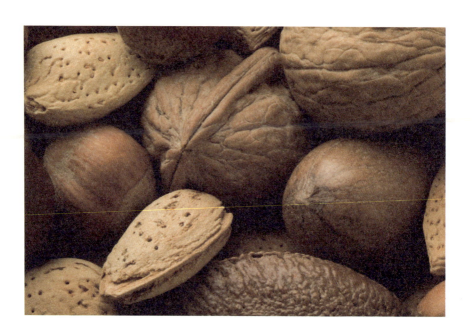

3.开心果

一粒小小的开心果，不但含有基本营养素（见表7-4），还有6种有益物质蕴藏其中，包括油酸、花青素、叶黄素、白藜芦醇、槲皮素、植物甾醇。油酸占开心果所含脂肪的一半以上，对心脑血管系统有益。植物甾醇具有降低血脂的作用。花青素、叶黄素、白藜芦醇、槲皮素等均具有抗氧化、清除自由基作用。

购买开心果一定要注意"黄壳、紫衣、绿仁"的产品特征。一些加工者使用漂白剂给开心果"美容"，以获得更好的卖相或掩盖杂色霉斑，因此购买时一定要注意。

4.花生

花生是最常见的坚果之一，既可用于榨油，也可直接食用，其蛋白质

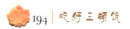

含量在坚果中名列前茅，营养价值不逊于其他坚果，堪称物美价廉。其主要营养素含量见表7-4。

5.西瓜子

西瓜子通常来自特殊的西瓜品种（只限籽瓜）——比打瓜等。西瓜子是人们普遍喜爱的休闲零食之一，主要营养素含量见表7-4。

建议选用普通的西瓜子，而不选添加盐和其他调味料的，以减少钠的摄入。西瓜子壳较硬，嗑得太多对牙齿不利。

6.葵花子

葵花子是向日葵的果实，俗称"瓜子"，是最常见的休闲零食之一。葵花子脂肪含量超过其他常见坚果，过量食用时更容易导致发胖。主要营养素含量见表7-4。

8.榛子

榛子是榛树的果实，形似栗子，外壳坚硬，果仁肥白而圆，因为含油脂量很大，吃起来特别香。主要营养素含量见表7-4。

市面上的榛子有大小之分，小榛子的口感较好，香味纯正；大榛子色泽好、个头大，但味道比较淡。

9.碧根果和夏威夷果

碧根果（又称美国山核桃、长寿果），剥开后果肉与核桃有点像，核仁肥大，味甜而香。碧根果是脂肪含量最高的坚果之一，达74.3%，蛋白质则低于其他坚果，整体营养价值并不高。主要营养素含量见表7–4。

夏威夷果（又称澳洲坚果）的脂肪含量比碧根果更多，高达76.1%，蛋白质则更低，整体营养价值也不高。主要营养素含量见表7–4。

10.栗子（板栗）

与上述9种坚果完全不同，板栗脂肪含量极低（1.5%），蛋白质也不多（4.8%），主要成分是糖类（46%），还含有维生素A和维生素C，主要营养素含量见表7–4。

板栗最简单的家庭吃法就是水煮，这是最值得推荐的；市场上常有做成小吃的糖炒栗子、油炸栗子等；还可以用微波炉爆开；超市出售袋装的调味板栗零食，非常好吃。

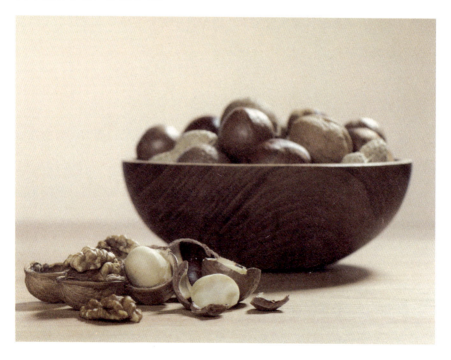

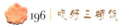

表7–4　常见坚果主要营养素含量表（以100克可食部计）

食物	能量（千卡）	蛋白质（克）	脂肪（克）	糖类（克）	膳食纤维（克）	维生素A（微克）	维生素C（毫克）	钙（毫克）	钾（毫克）	铁（毫克）	锌（毫克）
巴旦木	503	19.9	42.9	27.8	18.5	—	26	49	169	1.2	4.06
核桃	627	14.9	58.8	19.1	9.5	5	1	56	385	2.7	2.17
开心果	567	20.95	44.82	—	9.9			107	—	4.03	2.34
西瓜子（炒）	573	32.7	44.8	14.2	4.5	—	—	28	612	8.2	6.76
葵花子（炒）	616	22.6	52.8	17.3	4.8	5	—	72	491	6.1	5.91
花生（炒）	589	21.7	48.0	23.8	6.3	10	—	47	563	1.5	2.03
鲍鱼果	656	14.32	66.43	—	7.5			160	—	2.43	4.06
榛子（炒）	594	30.5	50.3	13.1	8.2	12	—	815	686	5.1	3.75
长寿果	710	9.50	74.27	—	9.4			72	—	2.80	5.07
夏威夷果	718	7.79	76.08	—	8.0			70	—	2.65	1.29
板栗	214	4.8	1.5	46.0	1.2	40	36	15	—	1.7	—

注：开心果、鲍鱼果、长寿果和夏威夷果的数据摘自美国农业部食物成分数据库，其他坚果数据来自《中国食物成分表2002》。

传统零食，喜忧参半

除各种坚果外，值得推荐的传统零食还有煮毛豆、茴香豆、煮鲜玉米、烤红薯（烤地瓜）、红薯干（地瓜干）、煮芋头、煮菱角、煮荸荠、煮藕片等，营养价值都比较高，可惜的是它们已经逐渐淡出。冰糖葫芦、芝麻糊、芝麻糖、绿豆糕、藕粉等虽然添加了一些糖，但仍不失为健康零食。

葡萄干、桂圆干、柿饼、干枣、杏干、无花果干、苹果干等各种水果干也是传统的零食，但在晒干过程中被破坏了大部分维生素，却使糖的含量大增，如葡萄干含糖量高达80%，其他果干含糖量也大多超过60%，不宜多吃。不过这些糖并非人为添加，而是自然含有，并且原果中的膳食纤维、矿物质和某些植物化学物质在果干中得以保留和浓缩，因此，虽然它们营养价值不如新鲜水果，但仍不失为一种较好的零食，可以在水果摄入不足时食用。

近年还出现了一些果干新产品，即真空油炸的香蕉干、苹果干、果蔬脆片等，其脂肪含量超过15%，还添加糖、盐、添加剂等，营养价值大打折扣，不是健康零食。

最差劲的是果脯、蜜饯、话梅等传统水果制品，加工过程中营养素损失严重，还添加大量糖、甜味剂、防腐剂、色素等，其营养价值与新鲜水果不可同日而语，近年更时有曝出有些加工企业使用腐烂变质的水果原料制作水果制品。

蛋白质零食，选对补营养

人们吃零食通常只在乎口味和方便，较少考虑营养。如果考虑营养，有一类高蛋白零食是非常好的，正确选择不但可以休闲、充饥，还能补充蛋白质等营养素。

酸奶、牛奶、豆浆、豆腐干、牛肉干、烤鱼片、鱿鱼丝、海苔片等都

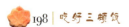

富含优质蛋白和矿物质或维生素，营养价值较高。但调味豆腐干、牛肉干、海苔片等含较多盐，不宜多吃。

炸鸡翅、炸鸡腿、炸肉丸、炸肉串、炸臭豆腐、烤肠、怪味豆等也是高蛋白零食，但油炸使脂肪含量大增，营养价值降低，安全隐患增加，所以不是推荐的零食。

这粉那粉，有好有坏

椰子粉、芝麻糊、豆浆粉、藕粉、五谷粉、营养麦片、蔬菜粉、大枣粉、果珍粉、杏仁露粉等各种粉粉也是常见的零食，用水一冲，十分方便。

吃这些产品时不能只看名字，同样名字的产品内涵相差巨大。以海南特产椰子粉为例，生产企业和品牌完全相同的两个产品，营养价值却相差甚远。一个椰子粉产品的配料表是"白砂糖、椰浆粉、植物脂末、葡萄糖粉"；另一个椰子粉产品的配料表是"椰子浆"。前一款产品分明是"椰子味白糖粉"，而后一款才是货真价实的椰子粉。再仔细看标签上营养成分表，前者含大量脂肪（添加植脂末），是后者的12倍！

芝麻糊、豆浆粉、藕粉、大枣粉、营养麦片、五谷粉、蔬菜粉等产品也有类似问题，购买时要仔细看标签配料表和营养成分表，很多产品名不副实，添加了很多糖和香精。

果珍粉、杏仁露粉大多是固体饮料，基本不含水果成分，或只含极少杏仁成分，其味道和口感主要来自糖、香精等食品添加剂，营养价值极低。一看此类产品配料表，就会发现它们是多么不堪。

巧克力，想说爱你不容易

此巧克力非彼巧克力

近年，陆续有几个令人兴奋的研究报告发布，称巧克力有助预防心血管疾病和糖尿病，主要因为巧克力含丰富的多酚类化合物，具有降低血脂的作用。然而，我们在国内市场买到的巧克力大多并不是纯正的巧克力，其可可成分较低（很少超过60%），糖分太高，味道浓甜，只能归入糖果或饼干一类。

优质黑巧克力含可可原浆可达70%，至少是50%以上，口感发苦，略发涩，根本不甜，只有这样的巧克力才含有多酚类物质，才具有健康益处。国内市场中大多数巧克力可可原浆含量很低，加入糖和脂肪（"代可

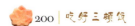

可脂"）则很多，多酚类物质极少，难以获得健康益处。

🍊 各种巧克力，看清配料表

在各种巧克力产品的配料表中，常标注"可可液块"、"可可浆"、"可可脂"、"可可粉"、"代可可脂"之类令人眼花缭乱的名词，它们与巧克力中的有益成分"多酚"都有什么关系呢？

可可液块和可可浆是可可豆经焙烤、研磨、凝固而成，味道苦涩，有巧克力香味（含有可可脂），也含有多酚物质。所以可可液块和可可浆比例越多，则巧克力对健康的益处越大。

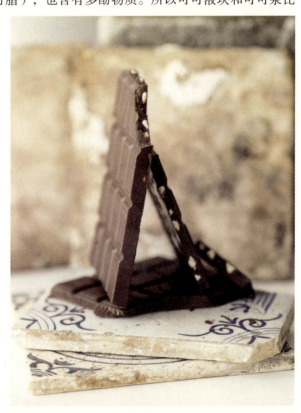

可可脂是从可可豆中提取出来的脂肪，有柔滑口感和香味，所以一般可可脂含量越高，则巧克力口感越好。但可可脂极少含有多酚物质，故可可脂比例高低与巧克力对健康的益处基本无关。不过，可可脂含量高低的确代表了巧克力的成本和品质高低，因为可可脂提供美妙的口感和香味，是人们喜爱巧克力的根本原因。

"代可可脂"是指奶油、氢化植物油等口感与可可脂类似的脂肪，成本更低，产品更便宜，但可能含有反式脂肪酸，不仅没有多酚类物质的健康益处，恐怕还不利于心血管健康。

可可粉是可可豆提取脂肪后磨成的粉，集中含有可可豆中多酚类物质，口感较苦涩，但对健康的益处最大。有不少研究报告支持可可粉对血压、血脂、血栓、冠心病和中风的益处。

总之，只有可可粉、可可原浆、可可液块等成分比例较高（如占70%，大多在标签上醒目注明比例）的巧克力才具有预防心血管病或糖尿病的健康益处。这种巧克力颜色黑，味道苦，略发涩，一点儿也不甜，风味浓郁独特。可可脂比例较高（如60%，一般也会在标签上醒目注明比例）的巧克力未必对健康有益处，但品质和风味更好。代可可脂或糖分比例很高的巧克力只是徒有虚名罢了，既无健康益处，亦无良好品质，基本等同于糖果或饼干。

垃圾零食排行榜

🍊 垃圾食品，有没有标准

"垃圾食品"是一个耳熟能详的名词，但到底什么是垃圾食品并没有明确的定义，众说纷纭。有人甚至不承认有垃圾食品的存在，也有人把有缺陷的食品都视为垃圾食品。这两种极端认识都是错误的。

垃圾食品的确有不同的标准，你认为是垃圾食品，他认为不是，但这并不否定垃圾食品的存在。实际上，我们每个人都应该有属于自己的垃圾食品标准，有所吃，有所不吃！其目的不是争论，也不是贬低哪种产品，而是为了更好地为自己补充营养。

消费者都应建立自己的垃圾食品标准，不吃或尽量少吃自己认为是垃坂食品的东西。这符合自我管理或自我控制的健康理念，因人而异、因地制宜地改善饮食营养水平。

作者定义的垃圾食品是指含大量能量、饱和脂肪或反式脂肪、糖、盐、香精、色素及其他添加剂，而蛋白质、维生素、矿物质、膳食纤维等营养成分很少的食品。它们或许是合法的、合格的产品，但营养价值很低，安全隐患很高，弊多利少，吃不如不吃，多吃不如少吃，越少吃越好。

🍊 15类常见的垃圾零食

当我们用上述垃圾食品的定义来衡量常见零食时，发现垃圾零食比比皆是，统一归纳为表格7-5（排名不分先后）。

表7-5 垃圾零食的营养特点

类别及举例	营养特点	备注
薯片、薯条	油炸破坏营养，高能量，高脂肪，低营养，含致癌物丙烯酰胺等。	烤的比炸的略好。
榴莲酥、蛋黄酥	高油，高糖，极低营养，高添加，可能含反式脂肪酸，含榴莲或蛋黄极少，甚至不含。	少数含有一些榴莲果肉或蛋黄。
烤肠、火腿肠	高能量，低营养，高添加，含致癌物亚硝胺或亚硝酸盐。	烤肠尤其不好。
蛋黄派或巧克力派	高油，极低营养，高添加，可能含反式脂肪酸。	有些反式脂肪酸为"0"（≤0.3%）。
方便面	油炸破坏营养，高能量，高油，高盐，极低营养，可能含反式脂肪酸，含致癌物丙烯酰胺等。	非油炸方便面也通常加大量脂肪。
雪糕、冰淇淋	高糖，高能量，极低营养，高添加。	有些牛奶冰淇淋稍好。
奶茶	高糖，高脂肪，高热量，极低营养，高添加，基本不含奶也不含茶，含反式脂肪酸。	草原居民传统奶茶除外。
奶油饼干、夹心饼干、曲奇饼干	高糖，高油，高能量，低营养，含反式脂肪酸。	其他饼干也含有较多油和糖。

（续表）

膨化食品	高油，高糖，高能量，低营养，高添加，安全隐患多。	少数膨化食品配方较好，看配料表可知。
糖果	高糖，高能量，无营养，危害牙齿。	有些还加入油、酒等。
果冻	低营养，高添加。	
甜饮料	高糖，高能量，极低营养，高添加。	包括运动饮料、茶饮料、果汁饮料、杏仁露、乳饮料等看似健康的品种。
蛋糕点心	高油，高糖，极高能量，低营养，高添加，含反式脂肪酸。	超市包装出售的产品尤甚。
白巧克力、巧克力热饮、巧克力华夫、巧克力士力架	高油，高糖，高能量，低营养，高添加，含反式脂肪酸。	徒有其名的"赝品"。
果脯、蜜饯	高糖，高添加，极低营养，安全隐患大。	原材料品质不高。

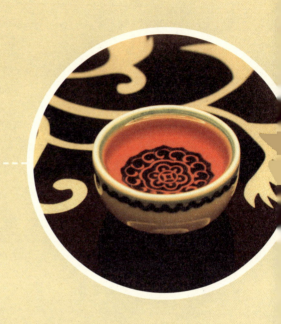

第8章

补足水分，增强活力

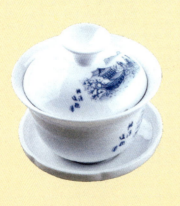

生命离不开水，健康更离不开水

水维系生命

如果说空气对生命第一重要的话，水就是第二重要的，比食物更重要。断食不断水，人尚可生存数周；断食又断水，则只能生存数日。水也是人体中含量最多的成分，男人体重的60%～65%是水，女人体重的50%～55%是水。儿童身体水分比例更多，老人身体水分比例则较少。

体内的水以血液、唾液、消化液、尿液、组织液、细胞内液等体液形式遍布各处，发挥重要生理作用。水不但是构成细胞和体液的组分，还参与新陈代谢，在消化、吸收、再循环、排泄过程中起到关键作用；水也起到调节体温和润滑作用，以保护眼球、关节、呼吸道、胃肠道和胸腔、腹腔、盆腔等。

体内水分充足可增强体力、活力和免疫力。多喝水使人感觉精力充沛，多喝水能对付普通感冒，发烧时多喝水有助降温，运动前多喝水提高运动成绩，运动后多喝水加快体能恢复，饮酒后多喝水促进酒精排泄，吃药后多喝水可以减轻不良反应。水分充足还可以增进食欲，帮助消化。

🍊 水分失衡，导致疾病

人体通过3条途经获得水分：一是饮水和饮料，二是食物中或多或少含有的水分，三是营养物质在体内氧化时产生的一些水。人体排出水分的通道主要有4个：一是肾脏产生的尿液基本都是水分；二是皮肤出汗，有时没有明显汗水但仍会蒸发掉一些水分；三是肺呼吸空气时带走一些水分；四

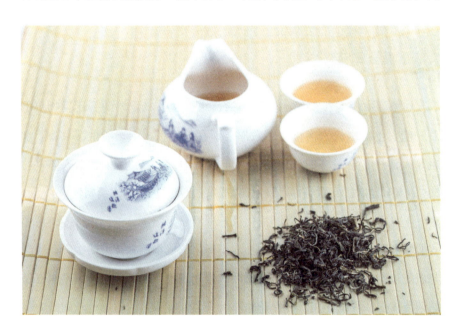

是肠道排便带走的不少水分。

正常情况下，人体获得的水分量和排出量大致平衡，约为1900～2500毫升。摄入水分较多时，排泄水分也增加；摄入水分较少时，排泄水分也相应减少。这种可调节的水平衡对维持正常生命和健康都很重要。一旦由于某种因素，水平衡被破坏，将引起严重后果，比如中暑、呕吐、腹泻都会破坏水平衡，如果不及时纠正脱水，将导致严重疾病，如酸中毒等。

日常轻微缺水一般不会引起严重疾病，但会影响身体健康，如导致口渴、便秘、皮肤干燥、疲劳、精力不足、工作效率低下、少尿、血黏度增加等。对于儿童、老年人、慢性病患者等身体较差的人，轻微缺水的影响更大。另一方面，盲目大量喝水可能会造成胃肠饱胀、消化不良，对高血压、肾功能不全、心功能不全等患者更为危险。

观察尿量，判断是否缺水

口渴是很多人喝水的原动力，但口渴不是判断缺水的敏感指标，因为身体缺水到一定程度时，口渴的感觉才会出现，轻度的缺水并不会让人觉得口渴，而此时已经需要补充水分。何况有很多因素影响口渴感，年龄大的人、体力活动少的人对口渴不敏感。

尿量是衡量是否缺水的客观指标。正常成人每昼夜尿量为1000～2000毫升，一般认为，成年人每天保持1500毫升左右的尿量是比较适宜的。如果少于400毫升，就是临床上的少尿，这意味着肾脏可能无法完成排泄代谢废物的功能。如果一昼夜尿量少于1000毫升（大致相当于三四次排尿），就可以认为身体缺水。

每次排尿的尿量因人而异，就算是同一个人，每次排尿尿量也会有变化，并不恒定。这种情况下，建议结合尿液的颜色来判断是否缺水。一般情况下，晨起后第1次排尿比较浓缩，多呈淡黄色。晨尿之后，随着排尿次数增加，尿液的颜色越来越淡，直至清亮无色，则表明尿量基本合适。当然，尿液的颜色有时也会受茶、咖啡、维生素B_2等物质的干扰。

口腔黏膜发黏、皮肤干燥、眼窝内陷都有可能是缺水，婴幼儿、儿童和老年人表现尤其明显。便秘、血黏度升高也提示身体可能缺水。

另一方面，水肿则是体内水分过多的表现，常由肾脏疾病、心脏疾病、甲状腺疾病、过敏性疾病、内分泌失调引起，要及时就医。

每天应该如何喝水

🍊 等到口渴再喝水就晚了

口渴不是判断缺水的敏感指标，等到有了明显口渴感再喝水，其实已经迟了——体内缺水已经达到一定程度了。为了及早补充水分，不要等口渴了才喝水，要提前喝水，主动喝水。《膳食指南》建议"切莫感到口渴时再喝水"。

🍊 每天应该喝多少水

研究人每天到底需要喝多少水是比较困难的，因为会受到很多因素干扰，比如尿量、天气、食物等，所以不同研究者推荐的饮水量不同。到目前为止，关于每天饮水量的建议大致有1200毫升、1500毫升、2000毫升、2500毫升等数种。

每天饮水1200毫升（6杯）是最低限量，实际饮水量应该超过此值。每天饮水1500毫升、2000毫升都是可以的，可以根据个人体重大小、气温高低、日晒情况、出汗多少、食物含水分多寡进行选择。在个别情况下，如感冒发烧、大量出汗、长时间运动或日晒、高尿酸血症或痛风等，也可以喝到2500毫升或3000毫升。

💧 水喝到尿液清亮最适宜

每天最佳饮水量在学术上几乎是一个无法深入研究的问题，只能给出大致建议。比较而言，每天最低饮水量则很容易确定，那就是使每天尿液多于400毫升的饮水量，因为成年人只有保证每天尿量达到400毫升以上，才能满足健康肾脏排泄代谢废物的最低要求。

如此一来，每天该喝多少水的问题就变成了每天该排多少尿的问题。目前认为，成年人每天保持1500毫升左右尿量较好，据此可以确定适合个人情况的饮水量，比如吃粥喝汤的人饮水量可以少些；天气热、出汗多、水果吃得少的人就要多喝一些水。这建议在理论上很靠谱，但在实践中有点难以应用，因为普通人很难称量或估计自己的尿量。

更简单可行的方法是看尿液的颜色。如前所述，晨起后第1次排尿常为黄色，因喝水使尿液颜色变淡，直至排出澄清透明基本无色的尿液，则表明饮水量合适。这个建议在高温作业、大量出汗、高强度训练或比赛、喝酒宿醉等特殊情况下尤为实用。

总之，每天喝水的原则是保证足够的尿量，目标是尿液清亮，没有颜色。

早餐之前，一杯温水

晨起之后立即喝水有很多好处。首先是唤醒胃肠道，刺激消化液分泌，为吃早餐作准备。其次是稀释血液，为夜晚因失水变黏稠的血液补充水分，长期坚持有助于预防血栓形成。因此推荐晨起后即刻饮用一大杯（200~400毫升）水，但要和早餐间隔半小时左右。如果在吃早餐的同时大量喝水，会冲淡胃液，并影响食物的消化吸收。

白开水是最佳选择，不仅便宜、安全，而且稀释血液的作用较强。此外，白开水不含糖、酸和各种防腐剂、色素等，长期饮用也比较健康。白开水的温度以室温为佳，也可温度因人而异，以自己胃肠舒适为准。不过，冰水或烫开水都不可取，即使喝时没有感到不适，也会对食道和胃黏膜有刺激或损伤。

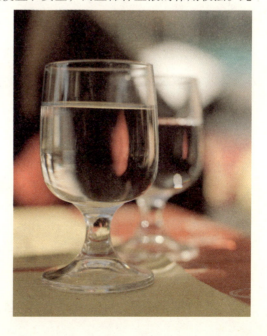

有不少人晨起后喝淡盐水，不但毫无必要，而且还

增加食盐摄入，很不可取。夜间人体丢失的主要是水分，而不是盐分，所以清晨没有必要补盐。目前国人饮食摄入的食盐普遍超标严重，饮水再加食盐无异于雪上加霜。

蜂蜜水也不如白开水。蜂蜜中含有大量蔗糖、果糖和葡萄糖，经常喝会使糖的摄入量超标，按照世界卫生组织（WHO）2014年3月的建议，每天摄入糖（包括蜂蜜、饮料、甜食、烹调加糖等）最好不要超过25克（占总能量的5%）。蜂蜜水唯一被确认的益处是通便，但只对一少部分人有效。这些人受遗传因素影响对果糖的消化吸收能力较差，喝蜂蜜后难以正常消化吸收，从而促进排便。

喝什么水最好

喝什么水好绝对是一个众说纷纭的话题，仁者见仁，智者见智。

简单的，就是最好的。白开水是最好的水，经济实用，安全卫生，补水效果好。当然，某一城市白开水的质量取决于当地自来水质量，自来水水质又取决于水源地水质。国家对生活饮用水水质有详细、明确的要求，至少在理论上，合格自来水是值得信赖的。值得注意的是，烧水时看到水垢，并不代表水质差，只说明水的硬度较大，即钙、镁元素含量较高，钙和镁均对人体有益。

纯净水、矿泉水和矿物质水与白开水差不多，只要是卫生合格的产品均可选用，含不含矿物质对健康的实际影响极小，酸碱度、PH值也并不是关键。说到底，饮水就是为了安全、方便地补充水分，至于"纯净"、"矿泉"、"矿物质"等说辞只是营销卖点或口感差别，无关健康大局。

家用或办公室用饮水机上的大桶水要尽快喝完更新，放置时间太长恐有细菌滋生。

市面上有很多声称是"磁化水"、"六角水"、"碱性水"、"还原水"、"小分子团水"、"活性水"、"电解水"之类的水产品，每一种水产品都宣传可以带来莫大的健康益处，有的甚至公然宣称可以治疗高血压、糖尿病等各种疾病。但它们的健康益处从未被严肃学术研究证实，大多只是一些概念或臆测。从市场角度，它们或许应算作饮水的"奢侈品"，供愿意花钱的人消费。

家用净水设备有可取之处，但是否必须安装，值不值得安装，性价比如何，这些价值判断需要消费者考虑自身及所处环境情况，并无一致答案。

补水饮品，以淡为先

喝茶补水，值得推荐

在不渴的时候，喝纯粹的白水让很多人觉得索然无味。此时喝带有茶香和不同味道的淡茶水，无疑是最值得推荐的补水方式。绿茶、红茶、白茶、花茶、乌龙茶、普洱茶等都是无糖、无脂肪、无盐、无添加的纯天然健康饮品，解渴和补水的效果都非常好。

更重要的是，茶水含有茶多酚，又名茶单宁或茶鞣，具有很强的抗氧化作用。在动物实验中发现具有抗癌、调节血脂、抗动脉硬化、降低血黏度、抗菌、提高免疫力等多重益处。相信对人体健康亦有类似作用。不过，茶多酚能刺激胃酸分泌，故不建议消化性溃疡或慢性胃炎患者多喝茶

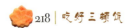

（萎缩性胃炎例外），浓茶尤其不好。

咖啡因是茶中另一种重要成分，具有兴奋作用，可以提神，并增强体能，但有时会影响睡眠。另外，咖啡因也会刺激胃酸分泌，增加胃酸浓度，促进食物消化。所以喝茶者很容易感到饿得更快。这让很多人产生了喝茶能"消脂解腻"进而减肥的错觉，其实喝茶改变的只是消化的过程和感受，而不是消化的结果。我们吃下的食物并不会因为喝茶而跑掉，怎么可能减肥呢？

进餐时或进餐后不久喝茶，可能干扰铁、锌等矿物质吸收。因此，营养不良、明显消瘦者不宜多饮茶。

🍊 此茶非彼茶，亦是健康饮品

玫瑰花、茉莉花、菊花、桂花、雪菊等各种花朵都适合用来泡水冲

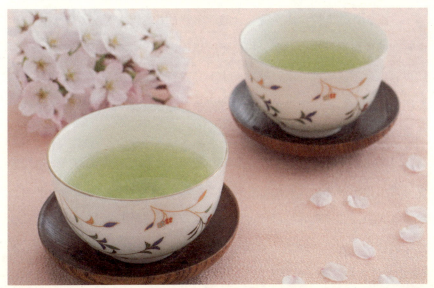

"茶"，有时少加一点点蔗糖、冰糖或蜂蜜，也不影响它们作为健康饮品。但它们并不是真的茶，不含茶多酚和咖啡因。

大麦茶、荞麦茶、糙米茶也不是真的茶，而是用炒过的种子泡水，有香味，能提供一些营养物质，不含茶多酚和咖啡因，适合饭前饮用，晚上喝也不影响睡眠。

但冰红茶饮料、茶多酚饮料、柚子茶饮料、花茶饮料、奶茶等甜饮料，徒有茶之名，无茶之实，不是值得推荐的健康饮品。

🍊 柠檬水，炒作多实效少

喝白水嫌没味，又不爱喝茶或对咖啡因敏感的人，来几杯淡淡酸味的柠檬水不失为最佳选择。即使调入一点儿糖或蜂蜜，只要不太多，柠檬水仍是健康饮品。但外购的柠檬水加糖较多，就要另当别论，最好少喝。

柠檬水日益流行，传言纷起。淡而不甜的柠檬水虽然是健康饮品，但说它能够预防多种癌症就毫无根据了，堪比谣言。类似的谣言还有很多，如胃病患者不能喝柠檬水；喝柠檬水会导致肾结石，或带来酸性体质；高血压、高血脂、高血糖患者不能喝柠檬水；白天不能喝柠檬水等。这些说法完全经不起推敲，也毫无证据。

柠檬泡水一定要淡，一点点酸味和苦味，不加糖或蜂蜜即可饮用。柠檬要带皮，切薄片，让柠檬酸、黄酮类物质、精油等有益物质充分溶出。水不宜太凉，温水最好，可促进有益物质溶出。热水泡也行，会更酸，宜放凉后饮用。但不能水煮，否则维生素C破坏，味道变差。柠檬泡水每次用1片即可，剩下的用保鲜膜包上放冰箱冷藏几天不会有问题，即使表面变干也可以用。

🍊 喝饮料是最差的补水方法

甜饮料普遍含有较多糖、色素、防腐剂、盐分等，不但补水效果差，喝很多也未必解渴，而且经常饮用不利于健康。《膳食指南》建议不要用饮料代替水。有些人尤其是儿童青少年，一口渴就想喝饮料，这是一种很不健康的习惯，应当改正。

世界卫生组织（WHO）最近建议，每天摄入糖最好不要超过25克，以保护牙齿和避免肥胖。但几乎任何一瓶或任何一罐甜饮料中的糖都会超过25克。大多数甜饮料含糖约10%，有的低至5%，个别无糖饮料在0.5%以下。每天喝一瓶（约500毫升）或一罐（约350毫升）甜饮料就已经太多了。

除糖之外，饮料还普遍含有较多钠（相当于盐）。饮料中加盐能突出甜味，改善风味，增强口感，防腐等。这也是喝饮料解渴效果较差的原因。

🍊 咖啡不能补水

与泡茶不同，冲咖啡以浓取胜。咖啡水分少，干货多，往往要加入糖、奶、植脂末等，糖和脂肪含量都不低，浓浓的一杯，与其说补水，不如说补糖或补脂肪。而且，咖啡因有较强的利尿作用，加速水分流失，也限制了咖啡的补水效果。总之，喝咖啡也许能提神、充饥或消磨时光，但几乎不能补水。

很多人认为咖啡不健康，其实越来越多的研究证据表明，咖啡不但对人体无害，还可降低患肝癌、肾癌、乳腺癌等癌症的风险，对预防2型糖尿病、阿尔茨海默病等慢性病也有益处，而且似乎有咖啡因的普通咖啡比无咖啡因的"无因咖啡"作用更好。这可能主要得益于其中富含的抗氧化物和钾。当然，速溶咖啡添加很多糖和植脂末要另当别论。此外，未过滤的咖啡会增加患心血管病的风险。

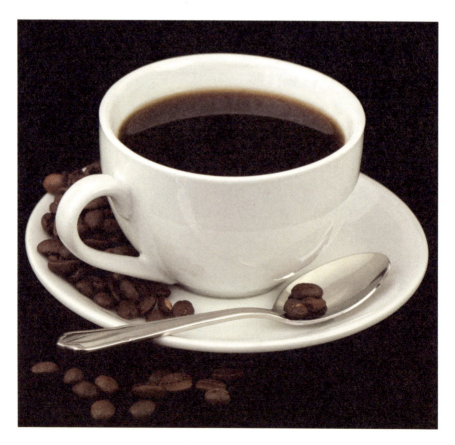

补水食物，一举两得

液体食物是水分的重要来源之一，汤、粥、奶、豆浆等液体食物都可以补水。水果也含有大量水分。

🍊 喝汤补水，别丢弃渣

中国人餐桌上的汤品五花八门，大致可以分成三类。第一类是以蔬菜为主煮成的清汤，如黄瓜汤、丝瓜汤、菠菜汤、冬瓜汤、萝卜汤、香菇汤、杂菌汤等。第二类是以骨头、肉类、鱼类、火腿等熬制的浓汤，有时也加入根茎类蔬菜。还第三类是木瓜、雪梨、红枣、莲子、银耳、甜玉米、绿豆、红豆、山药、枸杞子等煮成的羹汤，往往要加糖，有的还加入西洋参、党参、芡实等药材。

不论哪种汤，都含有来自原料的水溶性营养成分，如维生素、矿物质、氨基酸、糖类等，具有一定营养价值。这些汤类有滋有味，适量饮用不但能补充水分，还能补充营养。此外，餐前饮少量的汤，可促进消化液分泌，开胃助消化。不过，如果饮用过多，则稀释消化液，影响消化吸收。而且这些汤中不免含有一些盐、脂肪或糖类，饮用过多不利于健康，尤其是第二类和第三类汤品。

原料中的一部分水溶性营养成分能溶解在汤中，还有很多营养成分没有溶解，所以喝汤不要弃"渣"，"渣"往往比汤更有营养，那种认为汤是营养精华，比"渣"更重要的看法是错误的。

老火靓汤也许很好喝，但长时间加热会破坏大部分维生素，降低汤品的营养价值。所以熬汤的火候要适可而止，不是越熬越好。不论哪类汤品，烹制时都应少油、少盐、少糖，即使是冰糖、红糖、蜂蜜等也不能多加。

米粥米汤，补水佳品

小米粥、玉米粥、大米粥、杂粮粥、绿豆粥、黑米粥、麦片粥等不仅能补充水分，还提供维生素B_1、钾、蛋白质、淀粉、植物化学物质等营养成分。口感柔和，有香味，无须加油盐，稀稠随意，人人可以接受，还特别适合老年人和消化能力较差的虚弱病人食用，补充能量、水分和营养素。

杂粮粥、粗粮粥要限制加糖类或蜂蜜等。八宝粥、百合粥、莲子粥等甜粥要浅尝辄止。瘦肉粥、鱼片粥、牛肉粥、蔬菜粥等咸粥要限制加盐或加油的量。

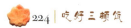

🍊 牛奶和豆浆，也能补水

液态奶含水量接近90%，酸奶含水量在85%左右，所以喝奶也是补水的有效方式，这对婴幼儿、学前儿童、孕妇等饮奶较多的人群更为重要。婴幼儿、学前儿童只要奶量充足，甚至无须再专门喝水。孕妇喝奶较多时，也可少喝一些水，以"节省"有限的胃容量。

豆浆中水分比例比牛奶更高，也适合用于补水，兼具解渴和解饿作用。但不能把豆浆或牛奶当水喝，它们毕竟含有脂肪和蛋白质，大量摄入增加健康风险。

🍊 水果补水，活力更强

大多数水果含水量在85%~95%之间，而且在果糖、葡萄糖、有机酸的配合下，口感清爽，补水效果极佳，特别解渴。喝未加糖的鲜榨果汁也有同样效果，但加糖果汁要另当别论。

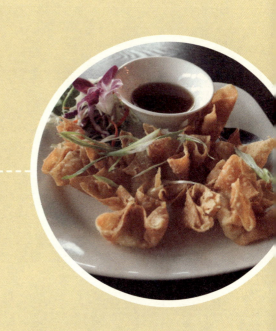

第 9 章

调味的健康艺术

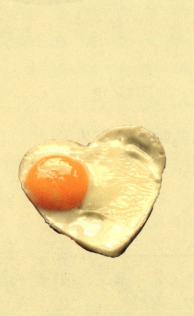

吃什么食材固然重要，怎么吃也不容忽视，食物烹调加工方式会影响健康。富含营养的食材经过科学地烹调加工，才能真的有助健康，如果烹调加工不合理，反而会带来健康隐患。烧烤肉类、油炸肉类、油炸主食、油炸零食、面食加碱、生吃水产品等都是好食材变坏的常见例子。这些内容在第4章和第6章已有深入讨论，本章将重点关注调味品和如何调味对健康带来的影响。

　　"开门七件事，柴米油盐酱醋茶。"其中"油盐酱醋"均属于调味品，足见调味品的重要性。调味品不仅作用于我们的舌尖，让我们感受各种食物的味道，调味品还作用于我们的身体，影响到健康。五味调和，实乃健康之道。

百味之王，血压之祸

盐，味也；多则易患高血压

盐是百味之王，能激发、调和百味，这是众所周知的。但很少有人知道，盐多导致的高血压，高血压引起的脑卒中、冠心病等是我国居民最主要的死亡原因。

我国是不折不扣的高血压大国。2010年我国约有2亿高血压患者，每5个成年人中就有1人患有高血压，约占全球高血压总人数的1/5。估计我国每年新增高血压患者1000万人。高血压也是导致我国居民死亡的重要因素之一。

我国高血压的一个显著特点是"盐敏感型"占60%，可大致理解为60%的高血压患者与吃盐多有关。把上述几个重要数字联系在一起，我们会得

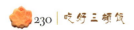

出一个惊人结论：中国居民因盐而死者占12%，每年达90万之巨！

🍊 低钠盐，要推广

食盐是氯化钠（NaCl），对血压有害的是钠元素。所谓"低钠盐"是指钠含量减少约30%的食盐，咸度基本不变。低钠盐在生产过程中用钾代替钠，故实为"低钠高钾盐"。

钾是人体所需重要矿物质之一，生理功能很重要，包括降低血压。这一点对我国居民尤其重要，因为我国高血压患病率高与膳食"高钠低钾"有直接关系。有研究表明，我国人群尿液中钠/钾比值在6以上，而西方人群仅为2~3。高钠、低钾膳食是我国大多数高血压患者发病主要的危险因素之一。

低钠盐既能降低钠，又能增加钾，对控制高血压有双重好处，特别适合中国人群。低钠盐的咸度和口感与普通盐差别不大，不影响烹调食用，也加了碘。除了高血钾病人（见于肾功能不全患者）不宜外，绝大多数人均可食用，对高血压患者尤其适宜。

低钠盐在很多大型超市有售。值得注意的是，超市里还会出售一些添加了铁、锌或硒的"保健盐"，如富硒盐、加铁盐、加锌盐等，这些保健盐并无保健作用，健康意义不大，不在推荐之列。

🍊 隐形盐，害处大

"隐形盐"是指食盐之外那些带有明显咸味的调味品和食品，如酱油、大酱、虾酱、肉酱、豆豉、腐乳、味精、鸡精、咸菜、榨菜、腌菜、虾皮、海米等。面碱（碳酸钠）、小苏打（碳酸氢钠）中也含有很多钠，也属于隐形盐。这些食品要么含有较多食盐，要么含有较多钠，比如20毫升酱油含有3克食盐；20克大酱含有3克食盐；5克味精（谷氨酸钠）含量相当于1克食盐。

隐形盐对血压的危害与食盐相仿，也要纳入每天6克食盐的限量之内。也就是说，如果选用这些咸味调味品和食品，应该代替食盐或减少食盐使用量。炒菜加了味精或鸡精之后要少放盐；加了生抽或大酱之后就尽量不要放盐了；咸菜、腌菜要尽量少吃；虾皮、海米、腐乳要代替盐用。

总之，控制食盐，保护血压，必须限制咸味食物的摄入。少放盐，多用醋、辣椒、大蒜等调味；不吃太咸的菜肴或带馅食物；尽量少吃咸菜、榨菜、腌菜等高盐低营养的食物；烹调时要出锅前放盐，以免盐过早渗入食物。

一瓶酱油的营养学问

多酿造，少配制

酱油是我国居民普遍使用的一种液态调味品，有生抽、老抽、豉油、鱼露、日本酱油等多个产品类型。生抽颜色淡，咸味重，多有鲜味，适合一般炒菜或凉拌。老抽颜色重，大多加入了焦糖色素，适合红烧等浓色菜肴。豉油是广东和广西一带的叫法，又分为普通豉油、蒸鱼豉油等不同类型。鱼露又称鱼酱油，是潮汕、福建和东南亚一带的叫法，又咸又鲜。

这些酱油产品按照国家标准可分为两大类，即酿造酱油和配制酱油。酿造酱油是以大豆或脱脂大豆、小麦或麸皮为原料，经微生物发酵制成的。配制酱油是在酿造酱油的基础上，加入酸水解植物蛋白调味液、食品添加剂等配制而成的。显而易见，酿造酱油的品质远胜配制酱油。按照国家标准的要求，酱油产品必须在标签上注明是"酿造"还是"配制"。

"氨基酸态氮"越高越好

"氨基酸态氮"含量是衡量酱油品质的关键指标，必须在酱油产品标签上注明。氨基酸有营养价值，且氨基酸态氮含量越高则酱油鲜味越浓，越好吃。合格酱油"氨基酸态氮"最低不得低于0.4克/100毫升；"特级"酱油的氨基酸态氮能达到0.8克/100毫升；某些"一品鲜"酱油甚至达到1.2克/100毫升。选购酱油应选择"氨基酸态氮"含量高的。

除"氨基酸态氮"外，购买酱油一定要选择正规厂家的合格产品，其

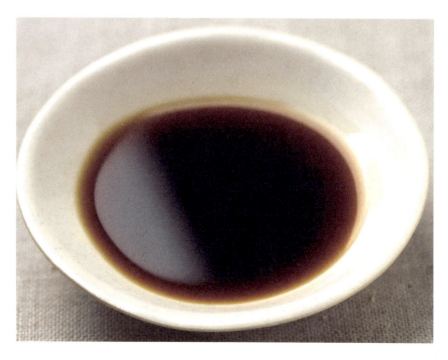

包装上应该有"QS"（生产许可）专用标志。这是保证购买安全酱油的第一关，不要购买散装酱油。

🍊 加铁酱油，值得推荐

加铁酱油又称"铁强化酱油"，是指额外添加了铁的酱油，其基本成分和食用方法与普通酱油相同。加铁酱油中添加的是"依地铁"（NaFeEDTA），目的是使人增加铁摄入量，预防缺铁性贫血，适合普通人食用，特别适合儿童、孕妇、育龄女性、老年人等易发生贫血的人群，或已发生贫血的病人食用。每天食用10～15毫升加铁酱油，可以吸收0.3～0.4毫克的铁，相当于普通人每日铁需要量的30～40%。

有人担心加铁酱油不安全，或造成铁过多。其实"依地铁"（NaFeEDTA）是联合国粮农组织（FAO）和世界卫生组织（WHO）认可的食品添加剂，添加量和添加方式也经过中国卫生管理部门批准，因而是安全可靠的。

加铁酱油在很多大型超市有售，其标签上有专门的强化铁酱油标识（类似血滴），消费者购买时要认准该标识。

🍊 浓油赤酱，重味不健康

除酱油外，大豆酱、甜面酱、豆瓣酱、虾酱、牛肉酱、蘑菇酱、腐乳汁、蚝油、豆豉、蒜蓉辣酱等多种酱汁也常用于烹调。这些酱汁有一定营养价值，能提供一些蛋白质、氨基酸、维生素B族和矿物质，但其中也含较多盐或钠。少量食用能开胃，是有益的，但过多食用则危及血压，有的还含有亚硝胺等致癌物质。

　　中式餐食调味花样百出，但浓油赤酱总体而言并不健康，带有咸味的各种酱汁都应节制使用。为健康计，平淡才是真味。现在很多产品已经开发出低盐类型，如淡豆豉、低盐腐乳、低盐辣酱等，可以选用。

烹调油的健康秘密

一半是营养价值，一半是健康隐患

烹调油也称食用油，包括植物油和动物油（也称"荤油"）。常见的植物油有豆油、花生油、菜子油、玉米油、葵花子油、橄榄油等，是目前城市居民最主要的烹调油。常见的动物油有猪油、牛油、奶油等，一般食用比较少。不用何种油脂，其用途主要是调味增香，改善口感，促进食欲。尤其是油脂受热后散发的香味和润滑口感十分诱人，其他食物或调味品难以替代。

当然，食用油亦有营养价值，大多能提供必需脂肪酸（亚油酸和亚麻酸）、维生素E等。少数油脂，如橄榄油、芝麻油、南瓜子油等未精炼的植物油还提供微量元素、植物化学物质等。所有油脂均能促进其他食物中胡萝卜素、维生素A、维生素K等脂溶性营养物质的吸收。

不过，食用油的负面作用也很明确。过多摄入会导致肥胖或脂肪肝等，因为不论动物油，还是植物油，其主要成分都是脂肪。动物油和棕榈油、椰子油、氢化油等含有较多饱和脂肪酸，且动物油还含有较多胆固醇。氢化油含有较多反式脂肪酸。饱和脂肪酸、反式脂肪酸和胆固醇过多还会引发血脂异常、高血压、冠心病、动脉硬化等心血管疾病。饱和脂肪算过多还与糖尿病、乳腺癌、前列腺癌、肠癌等发病有关。

食用油更多健康隐患与烹调加工有关。在很多餐饮机构或加工厂，油炸、过油等工艺会使食用油反复高温加热，脂肪酸很快氧化破坏，发生非常复杂的化学反应，生成有害物质，甚至包括一些致癌物，"地沟油"由此产生。这些氧化变质的餐饮废油理论上不能再食用，应该卖给政府指定的回收公司，用于工业用途。但我国在这方面管理很不到位，实际情况不容乐观，地沟油问题一直未得到有效治理，连鉴别鉴定"地沟油"（餐饮废油）的标准都尚未出台。

自家烹制油炸、过油食物也会产生有害物质，高温爆炒生成的大量油烟，都会危及健康。

🟠 烹调油，限量食用是关键

我国居民烹调油的食用量非常大，尤其是城市居民，人均消费量位在全世界名列前茅。而我国肉类人均消费量处于中游水平，奶类人均消费量堪称落后。

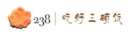

中国疾病预防控制中心发布的监测数据表明，我国居民食用油消费量普遍过多。2010 年人均每日消费食用油49.1克，远远超过《膳食指南》推荐的每天25~30克。烹调油摄入过量是造成中国居民饮食结构失衡、能量过剩的主要原因之一，减少食用油摄入刻不容缓。很多人对食用油过多的危害认识不足，有的甚至觉得植物油是不饱和脂肪酸，多吃点儿也没什么不好。很多人依然认同"少吃点儿肉，多放点儿油"的错误说法。

中式烹调普遍用油较多，煎、炸、炒、溜、烩、烧、炖、焖等各种烹调方法都离不开油。如果不采取有力措施，很难控制食用油摄入量。为此，要尽量少去饭店、餐馆、摊点进餐，这些地方的菜肴中往往烹调油过多。到这些餐馆进餐时，不要食用油炸、过油、油多、油腻的菜肴和面点。

家庭烹调时，也要严格控制用油量，尽量不油炸或烹制油腻菜肴，多采用蒸、炖、炒、微波等用油少的烹调方法。每餐至少有一个无须用油的菜（如凉拌菜）。在制作水饺、馄饨、馅饼、包子等馅食时要少放油，改变"一咬一包油"的偏好。做炒饭要控制加油量，避免使每个饭粒上都裹着一层油。主食不要吃油条、油饼、油火烧、葱油饼、抛饼、油面等。禁止在炒菜过程中二次放油，如淋明油。把"油滑"改为水滑，即上浆煨好的原料倒入开水中滑开取出（传统做法是倒入热油中滑开）。烧茄子不要事先过油，把茄子块切小，切薄，并用盐腌一会儿浸出水分，再下热锅干煸一阵，使水分减少，然后回锅用油煸炒成菜即可。

🍊 小油壶，定量用油

家庭烹调时不要直接使用大桶油，应该先把大桶中的油倒入带刻度的小油壶中，并按每人每天25~30克定量用油。有人不在家进餐时要按比例减量，严格控制烹调油，不是为了节俭，而是为了健康。

建议家庭烹调时使用带刻度的小油壶，定量加油。很多超市出售这种带刻度的小油壶。像定量盐勺一样，小油壶刚开始使用时也会让人略觉麻烦，但习惯一段时间后，其实并不麻烦。

🍊 烹调油要多样化

食物多样化是健康饮食的首要原则，食用油也不例外。《膳食指南》建议应经常更换烹调油种类，食用多种植物油。

厨房油瓶要多样化，不要总吃一种烹调油。因为不同的植物油，其脂肪酸组成不同，各具营养特点。比如大豆油含亚油酸比例高，但油酸比例低；花生油油酸比例稍高一些，但亚麻酸比例极低；菜籽油油酸和亚麻酸比例都要高一些，但亚油酸比例低，且含有无用的芥酸；橄榄油和油茶籽油油酸比例很高，但亚麻酸和亚油酸比例很低。总之，没有哪一种食用油是完美的，食用油多样化才是最佳选择。

交替食用是实现烹调油多样化的简单方法，即用完一瓶A种植物油后，换用B，之后再换为C。或者早午晚三餐分别用A、B、C 3种植物油。

混合食用是实现烹调油多样化的更好方法，即在A、B、C 3种植物油各取少量混合在一个小油壶中，摇匀后烹调使用，相当于自制的"调和油"。

目前市场上有一些食用调和油，是由多种植物油组合配制的，只要货真价实，符合国家标准，就可以选用。

🟠 多选"好油"，少选"坏油"

市面上有各种植物油，大致可以分为三大类。第一类是最常见的大豆油、花生油、玉米油、葵花子油等，亚油酸含量很高；第二类是橄榄油、油茶籽油（茶油）、高油酸菜籽油、芥花油等，以油酸为主要成分；第三类是亚麻籽油（亚麻油）和紫苏油等，亚麻酸含量很高。

如果说第一类食用油比较普通的话，那么第二类和第三类就是更健康的食用油。油酸能降低总胆固醇、低密度脂蛋白胆固醇（LDL）和甘油三脂，提升高密度脂蛋白胆固醇（HDL），防治血脂异常和动脉粥样硬化。油酸对血糖亦有益处。亚麻酸及其代谢产生的EPA、DHA等对血脂和大脑功能很有益处。因此，富含油酸的橄榄油、茶油、高油酸菜籽油等，以及

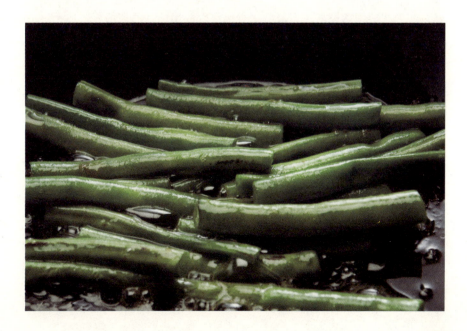

富含亚麻酸的亚麻油、紫苏油等就是值得提倡的"好油"。除此之外，芝麻油（香油）、核桃油、红花油、南瓜子油、葡萄籽油也是"好油"。

"坏油"则是指那些营养价值较低，含有较多饱和脂肪酸、反式脂肪酸或胆固醇等不利成分的食用油，主要包括猪油、黄油、奶油、氢化油、起酥油、人造奶油、棕榈油、棕榈仁油、椰子油等。这些油脂广泛用于加工食品，消费者要当心。

🍊 橄榄油，适合各种吃法

橄榄油是从油橄榄的果实——"齐墩果"中榨取的，一般采用低温（≤25℃）压榨工艺制取，故称为"初榨橄榄油"，其中"特级初榨橄榄油"是头道油，等级最高。之后2~4次压榨的油品质不如头道油，需要精炼，称为"精炼橄榄油"。最后用有机溶剂浸出的油品质最差，但精炼后仍可食用，称为"橄榄果渣油"。

橄榄油最大的营养优势是含有高比例的油酸，就这一点而言，上述各种橄榄油均有益处，而且油酸不怕加热，能在普通炒、蒸、煮等烹调过程中保持稳定。橄榄油另一个营养优势是富含胡萝卜素、维生素B族、维生素C、维生素E和维生素K、植物甾醇、角鲨烯、绿原酸等营养物质，这些营养物质怕高温加热，在煎炒烹炸中受热破坏，所以有人说橄榄油不能加热烹调。

但实际上，这些怕热的营养物质在初榨橄榄油中含量较高，在精炼橄榄油和橄榄果渣油中含量不多。因此，只有初榨橄榄油或特级初榨橄榄油不宜用于煎炒烹炸，而精炼橄榄油或橄榄果渣油是可以煎炒烹炸烤的。

而且，即使初榨橄榄油或特级初榨橄榄油也可以用于蒸、煮、煲汤、做馅等低温加热烹调方式。

总之，凉拌、蒸、煮、煲汤、做馅等低温烹调方式可选用任何品质的橄榄油；煎、炒、炸、烤等高温烹调方式应选用精炼橄榄油。橄榄果渣油品质偏低，不建议选用。市面上还有一些橄榄调和油（掺入其他植物油），品质亦不高，购买时要仔细鉴别。

🍊 茶籽油，接近橄榄油

油茶籽油又名茶籽油、山茶油、野山茶油等，是我国湖南、广西、江西等地区的特有资源。油茶籽油也富含油酸，对心血管疾病和血糖的益处与橄榄油相似，也是值得推荐的食用油之一。

但与初榨橄榄油不同的是，油茶籽油不能低温榨取，必须高温精炼，维生素、矿物质等营养物质远远少于橄榄油，故其整体营养价值低于橄榄油。茶籽油适用于任何烹调方式，从凉拌到高温油炸均可使用，且不易发烟。

🍊 亚麻油，低温烹调

亚麻籽油又称亚麻油、胡麻油、亚麻仁油，是以亚麻籽为原料制取的油。亚麻也称胡麻，为一年生草本植物，既是纤维作物，又是油料作物。

亚麻油的优势是含有高比例的亚麻酸。亚麻酸在体内可转化为DHA和EPA，对维持成年人血脂健康以及儿童大脑和视力发育具有重要作用。亚麻油中还含有一定数量的木酚素等营养物质。

推荐亚麻油最重要的理由是，大豆油、花生油、菜籽油、玉米油、棕榈油、橄榄油、油茶籽油等常见植物油都缺少亚麻酸。亚麻油刚好可以补充这些植物油的不足。

不过，亚麻油容易氧化，不耐储藏，加热时也容易发烟，所以不适合炒、煎、炸等高温烹调，只适用于蒸煮、煲汤、做馅、凉拌等加热温度不是很高的菜肴。

芝麻油，香油

芝麻油有独特的香味，故又称为香油，营养品质较高，含丰富的维生素E以及芝麻酚、芝麻素、芝麻林素等木酚素类植物化学物质。

传统的芝麻油又叫"小磨香油"，是用石磨加水，即"水代法"制取的，无须压力榨出，也不用有机溶剂浸出。当然，现在也有很多用压榨法制取的芝麻油称为"大槽油"或"机榨香油"，香味略逊于小磨香油。用有机溶剂浸出制取并精炼的芝麻油为普通芝麻油，香味较淡。市面上还有一类"芝麻调和油"，即混入其他植物油的芝麻油，品质依次下降。

芝麻油高温加热后会失去香味，故只能用于凉拌或冷调，即菜肴出锅后再放入。

做什么菜，用什么油

烹调油要多样化，要减少食用油总量，但要增加橄榄油、茶油、亚麻油等好油的比例。烹调油可以换着吃，也可以混着吃，但烹调用油的最高

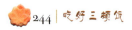

境界是做什么菜用什么油，根据不同烹调方法来选用不同的植物油。

比如，凉拌菜肴选用亚麻油、特级初榨橄榄油、核桃油、芝麻油、紫苏油等"娇嫩"的植物油；煲汤、蒸煮、做馅等（烹调温度在100℃左右）选用初榨橄榄油、亚麻油、核桃油、葡萄籽油等怕高温加热的植物油；炒菜则选用精炼橄榄油、茶籽油、高油酸菜籽油、花生油、大豆油、玉米油、葵花子油等不怕高温加热的植物油；高温爆炒或油炸则选用一级茶籽油、一级花生油、一级大豆油、一级菜籽油等不易发烟的植物油；制作红油（辣椒油）和麻油（花椒过油）时也要选择这些耐高温不易发烟的植物油。如此一来，既做到了食用油多样化，又丰富了菜肴的味道和营养，一举两得。

🍊 科学用油、买油的注意事项

1.油温不要过高。不要等油锅冒烟再加入原料，当油锅发热但还没出现滚翻或波纹时就可以炒菜了。此外，不要先放油再热锅，而要"热锅凉油"，即先把锅烧到很热再倒油，然后直接炒菜。

2.存放烹调油要隔绝空气、水汽和避光。烹调油最常见的品质问题是酸败，油脂酸败后会产生"哈喇味"。植物油与空气（氧气）、阳光（紫外线）和水汽接触，会加速氧化酸败。高温也会加速脂肪酸氧化酸败。所以存放植物油的最佳条件是避光、干燥（减少水汽）、密封（隔绝空气）和阴凉处（避免高温）。

3.购买小包装，先买先用。油脂放置时间越长，酸败程度越高，所以要购买小包装的烹调油，在较短的时间内食用完毕，再买新的产品，缩短储存时间。虽然很多植物油保质期注明是18个月，但开封后氧化速度加快，保质期缩短。

4.小油壶要定期清洗。小油壶最好买那种能够拧上盖子的，或者有盖的油瓶，不要把油放在敞开口的容器当中。油壶（或油瓶）也要定期彻底清洗或更换，保持清洁。否则，在油壶盖子和瓶口处残存的油已经氧化，再倒入新油后，会加速新油氧化，油脂氧化有很强的"传染性"。

甜糖适度，过犹不及

糖的毒性

　　著名的《自然》杂志于2012年用"毒性"一词（"the toxic truth about sugur"）发表评论文章，呼吁重视糖的健康危害。糖有哪些毒性呢？

　　研究发现，摄入大量糖会增加患肥胖、2型糖尿病、血脂异常、高血压和心血管疾病风险。这里的糖主要是指"添加糖"，即人为添加到糕点、甜食、饼干、面包、菜肴、甜饮料、果汁饮料、糖果、小零食等食物中的蔗糖（白砂糖）、葡萄糖、糖浆等，而不包括水果和纯果汁中天然含有的糖。这些天然含有的糖是无害的。

　　吃糖过多的其他健康危害还有导致龋齿、高血糖、维生素缺乏和视力下降等。有鉴于此，世界卫生组织（WHO）于2014年更新了关于食用糖的指南，新指南建议每天糖摄入量以不超过25克为佳。25克糖包括所有由厂商、厨师或消费者添加到食品中的蔗糖、葡萄糖、果糖、糖浆和蜂蜜。

▶ 白糖、红糖、砂糖、冰糖，全是蔗糖

蔗糖分子包含1个葡萄糖和1个果糖残基，在小肠内消化为1分子葡萄糖和1分子果糖后吸收进入血液。蔗糖是光合作用的主要产物，广泛分布于植物体内，特别是甜菜、甘蔗和水果中含量很高。蔗糖是植物储藏、积累和运输糖分的主要形式。生活中大部分糖，如白砂糖、棉白糖、方糖、冰糖、红糖、黄糖等都是蔗糖，经消化吸收后产物基本相同，营养价值相同。

白砂糖是食用糖中最主要的品种，呈粒状晶体，蔗糖比例超过99%，

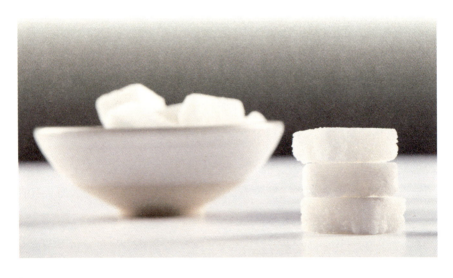

水分仅占0.1%，甜味最为纯正。生产白砂糖的原料以甘蔗、甜菜为主，有时也使用"原糖"（甘蔗或甜菜的粗提品）作为原料。

绵白糖是以白砂糖、原糖为原料，经过溶解后重新结晶而成。绵白糖质地绵软、细腻，结晶颗粒细小。其成分与白砂糖基本相同，但水分含量高于白砂糖，更易溶解于水，厨师们更喜欢使用它。

方糖亦称半方糖，是用细晶粒精制白砂糖为原料压制成的半方块状的糖产品。

红糖是没有精炼的粗蔗糖，包括红砂糖（做红糖水用）、黄砂糖和"日本黑糖"等多个品种。因为没有彻底精炼洗蜜，晶粒表面保留糖蜜、色素、胶体等，所以呈赤红色，且有独特风味。水分含量也比较大，质地发潮。红糖中含有矿物质，包括铁、锌等，营养价值比白糖高，但为了补充营养或补铁而喝红糖水似乎得不偿失。

冰糖是蔗糖的结晶再制品。自然生成的冰糖有白色、微黄、淡灰等各种颜色。传统冰糖是将白砂糖放入适量水加热溶解，进行煮糖，达到一定浓度后输入结晶盆，在结晶室内养晶一周后，取出将母液控尽，去掉砂底、敲碎、干燥后，混档包装出厂。

🍊 蜂蜜也是糖

植物利用光合作用合成了蔗糖，其中一部分储存在花蜜中。蜜蜂采集花蜜，集加入转化酶，浓缩成蜂蜜后，几乎所有蔗糖都分解成果糖和葡萄糖。所以天然蜂蜜主要成分是果糖和葡萄糖，两者合计超过60%，其余为水分和少量矿物质及维生素等。

蜂蜜中果糖含量最高，为40%左右。果糖比蔗糖更甜，对血糖影响较小，一度被推荐给糖尿病患者。但果糖的缺点是更容易导致血脂升高和内脏脂肪堆积，果糖还对痛风患者（或高尿酸血症）有害。因此果糖并不值得推荐。

按照世界卫生组织（WHO）最新指南的建议，蜂蜜也应计入每天25克糖的限量之中。那些每天早上喝一杯蜂蜜水的人要减少饮料、甜食和其他糖的摄入。

蜂蜜含有大量果糖，而有一些人肠道吸收果糖的能力很差，无法吸收的果糖而进入大肠起到通便作用。另外一些人肠道吸收果糖的能力很强，服用蜂蜜后也不会有通便效果。此外，1岁以内婴儿不能吃蜂蜜，因为蜂蜜没有经过彻底消毒，如果不巧被肉毒梭菌芽孢污染，将引起宝宝严重食物中毒。成年人肠道对肉毒梭菌芽孢抵抗力较强，一般不会中毒。

酸味带来健康

醋，促消化助吸收

醋的确是健康调味品之一。虽然诸如"软化血管"、"抗癌"、"美容"、"降血压"之类的溢美之词并无实据，但醋中之酸（醋酸）可以刺激胃酸分泌，增加食欲，有助消化。胃酸不足或进食过饱时，餐前餐后吃一些醋，可以缓解上腹胀满的不适感。

醋还有助于加强消化液的酸度，创造适宜的酸性环境，使食材中更多的钙、铁等矿物质溶出，从而提高这些矿物质的吸收率。醋酸、苹果酸、柠檬酸等有机酸促进铁吸收的效果十分明显，对防治缺铁性贫血有益。包括醋酸在内的这些有机酸对消化不良、胃酸过少、老年人、体格虚弱者的消化吸收能力特别有益。当然，如果有胃酸过多或浅表性胃炎，醋以及醋引起的胃酸分泌增加会使疼痛等不适症状加重。此时应少用醋或选用酸度较低的水果醋。

烹调时，加醋能保护食材中的维生素C、维生素B族等，使之免受破坏或较少破坏。这是因为维生素C、维生素B$_1$、维生素B$_2$、维生素B$_6$等在酸性条件下更稳定。众所周知，烹调加热会破坏一部分维生素，加热温度越高时间越长则破坏越多。但如果在酸性条件下（醋）加热到同样温度和时间，那么维生素破坏较少，酸保护了维生素。此外，烹调加醋还可以杀菌，有助于食品卫生。

🍊 酸，有助减盐

酸味能强化咸味，即在不增加食盐的前提下，使咸味更重。酸味还能增强味精的鲜味，用较少味精即可达到同样鲜度。烹调加醋之后就可以少加食盐和味精，所以酸味能减盐。与酱油不同，醋含盐不多，本身也不咸，但能通过味觉作用强化咸味或鲜味，故为减盐良策。

除米醋、陈醋、香醋等各种醋之外，番茄酱、番茄沙司也能提供酸味。酸菜、酸黄瓜、泡菜、番茄（西红柿）等食材本身就有酸味。酸苹果、酸梨、酸梅、酸橙、酸枣、柠檬等水果或果汁也是酸味来源。

🍊 醋，还是酿造的好

陈醋（黑醋）和白醋（米醋）是最常见的两种醋。山西老陈醋、镇江

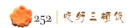

香醋则是闻名全国的地方名醋，前者浓郁，后者香甜。不论何种醋，其主要成分都是醋酸，醋类产品的国家标准也都强调醋酸的浓度。但醋酸的来源十分重要，醋酸来源不同，则醋的风味和酸度不同。

酿造醋的醋酸来自糖类发酵，先乙醇后乙酸（醋酸），是制造醋的传统工艺。配制醋是用一部分酿造醋再加食品添加剂冰醋酸等调配的，其醋酸大部分来自食品添加剂。配制醋品质远不如酿造醋，唯一优势是成本低、廉价，但以次充好的情况很普遍。按照国家标准的规定，醋类产品应该在标签注明是"酿造"还是"配制"。

苹果醋、山楂醋等水果醋沾了水果的光，流行起来，但因为目前还没有统一的国家标准，各个水果醋产品质量参差不齐。有的苹果醋是用苹果汁加醋酸勾兑，还有的苹果醋居然是用普通白醋兑上苹果味香精配制的！质量好的苹果醋是发酵酿造的，还会注明苹果汁的含量。

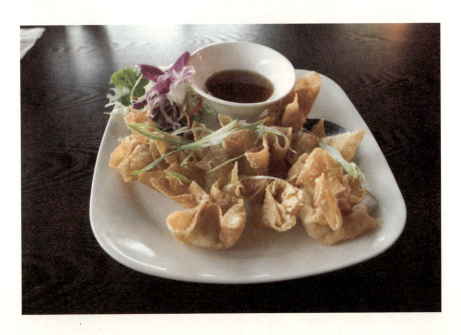

水果醋最宜凉拌菜肴，有些稀释后可以直接饮用。要注意市售果醋饮料并不是纯的果醋，而是果醋稀释后加上一些糖和其他添加剂配制而成的。它们是饮料，而不是醋。

番茄酱，还是番茄沙司

番茄酱是把鲜番茄（西红柿）做成浓缩酱状，常用于烹调鱼类、肉类等食材，一般不直接吃。纯番茄酱通常不添加调味品和添加剂，味道就是煮番茄浓缩后的味道，偏酸偏涩，不是很好吃。于是便有了番茄沙司（tomato sauce）。

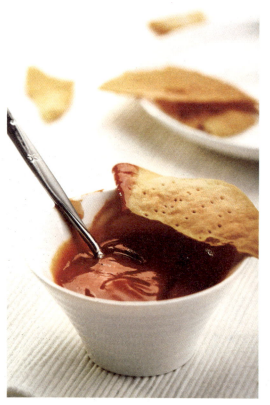

番茄沙司在番茄酱的基础上，添加油、盐、糖、增味剂、增稠剂、肉汤、香辛料等各种调料，既可用于烹制各种菜肴和面点，也可以直接吃，如吃炸薯条时要蘸番茄沙司。

番茄酱和番茄沙司有一定营养价值，它们都富含番茄红素。番茄红素具有较强的抗氧化作用，能清除体内的自由基。而且番茄酱或番茄沙司中的番茄红素比直接吃番茄吸收得更好。番茄酱和番茄沙司也含有番茄中原有的维生素C，以及添加的酸味物质，用来配菜不但开胃，还可以帮助铁吸收。总之，番茄酱和番茄沙司是值得推荐的调味品。

🍊 辛辣刺激，喜忧参半

香辛料是一大类十分常用的调味品，它们对健康的影响也十分复杂。大蒜、姜、葱、芥末、胡椒、咖喱（主要成分是姜黄）等促进健康的作用得到了广泛肯定，在烹调时可以酌情多用。

花椒、桂皮、八角茴香以及其他一些类似中药材的香辛调料对健康的影响则褒贬不一，研究结论很不一致。比如，早期有研究发现桂皮可能具有抗癌作用，但后来的研究表明，花椒、八角茴香、桂皮含毒性成分黄樟醚，过量食用损害肾脏，诱发癌症。因此此类香辛料只宜少用。

五香粉、十三香、料酒、烤肉酱等复合型的香辛调味料也很常用，它们对健康的影响往往难以评价，但因为通常用量很少，对健康影响不大。

辣椒对健康的影响更为复杂，只能因人而异地食用。实际上，与咸、苦、甜、酸等味觉不同，"辣"并不是一种味觉，而是辣椒素引起的一种烧灼感，是一种痛觉。嗜辣者非常享受这种"痛觉"，并食欲大开，不喜辣者则惧怕它，痛苦不堪。一般情况下，辣椒素并不会直接伤害口腔黏膜，但有口腔溃疡者不宜吃辣椒。辣椒（素）进入胃肠后会表现出一好一坏两种作用，好作用是刺激胃酸分泌，有助消化；加速胃部血液循环，"暖胃"。坏作用是刺激局部胃肠黏膜，使胃部溃疡或炎症加重，便秘加重，所以胃肠疾病患者不要贪食辣椒。辣椒素被吸收后进入血液循环，一方面使皮肤毛细血管扩张，血液循环加速，代谢增强；但另一方面，辣椒素也会使痤疮、粉刺、湿疹、牛皮癣等皮肤问题加重。

辣椒酱是非常方便的辣椒制品，一般每次食用量不大，故不能指望吃辣椒酱获得多少营养。很多辣椒酱产品还掺入蒜蓉、豆瓣、牛肉、蘑菇、植物油、糖等，形成各种不同风味的蒜蓉辣酱、豆瓣辣酱、牛肉辣酱、蘑菇辣酱、甜辣酱（韩国辣酱）等，口感更丰富。

近年，一种称为"辣椒精"的食品添加剂"辣椒油树脂"使用越来越多，它是从辣椒中提取、浓缩而得的，具有强烈的辛辣味。

鲜味，今非昔比

高汤上汤，从厨房熬煮到工厂生产

　　"鲜"是继咸、甜、苦、酸之后被人类感知的第5种味觉，是一种难以描述、只可意会不可言传的"高级"味觉。中式烹调早期的鲜味主要来自"高汤"或"上汤"，即用各种禽肉、贝类、鱼虾、排骨、火腿等食材长时间熬煮的汤液。这些动物性食材中含有复杂的鲜味物质，包括某些氨基酸、核苷酸、嘌呤、肌酐等。

　　但现在已极少需要厨师亲自动手熬制高汤，而是由工厂高温高压熔炉长时间煮至骨酥肉烂皮熔化，然后浓缩成半固体，同时添加鸡精、味精等各种鲜味添加剂，包装运送到餐馆后厨，由厨师按比例加水成为浓汤。方便快捷，各种鲜味物质一应俱全。

旧式高汤或新式浓汤都有一定的营养价值，能提供矿物质和氨基酸等。但其营养价值不高，维生素被破坏，脂肪和胆固醇含量较高，只宜调味少用。家庭熬制一次高汤，可以分装成小包装，放入冰箱冷冻，然后随用随取。

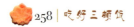 鸡精味精，有传闻无大碍

有些标榜自己很在意饮食营养的人声称从不吃味精或鸡精。关于味精或鸡精有害健康的传闻也很多，从掉头发、口干到影响宝宝智力、不孕不育等，不一而足。然而，这些说法都没有真凭实据，味精或鸡精是安全的。如果非要说健康害处的话，味精或鸡精吃多了会口干口渴，因为它们都含有钠，相当于食盐，吃多了也会影响血压健康。

味精是以玉米淀粉为原料利用发酵工艺制得的谷氨酸单钠结晶。99%以上的成分是谷氨酸钠。谷氨酸是人体需要的氨基酸之一，存在于几乎所有食品当中；钠是食盐的主要组分。联合国粮农组织（FAO）和世界卫生组织（WHO）食品添加剂委员会早就认定，味精是一种安全的物质。味精最佳呈味浓度是0.1%~0.5%，放得太多，菜肴味道反而变差。

鸡精是味精的"升级版"，成分更复杂，味道更丰富，口味协调性好。鸡精主要鲜味成分是味精和核苷酸。后者是肉类食物中天然存在的鲜味物质，但鸡精产品中添加的核苷酸一般并不是从肉类中提取的，而是通过生物工程技术制得的。所以"鸡精"并非鸡肉精华，"鸡精无鸡"也就不足为怪了。某些高档鸡精产品的确添加了鸡肉、鸡干粉、鸡油、蔬菜粉

等，但用量极小，营养价值其实微乎其微。因此，诸如"鸡精比味精更安全"、"鸡精是天然的，而味精是合成的"之类的宣传实不足信。

复合调味料，大行其道

如果你留意超市调味品货架，会发现形形色色各种袋装调味品，如浓汤宝、玉米香菇羹、牛肉蘑菇汤、酸辣汤调味料、麻辣豆腐调味包等。它们是复合调味料，由多种调味料组合而成，既包括最基本的味精、增味剂、糊精、盐、姜、蒜等，又包括各种香精和食品添加剂，有的还包括蔬菜粉（粒）、蘑菇粉（粒）等，各具风味。

这些复合调味料十分方便，买回家下锅水煮溶解成浓汤。但它们并不是浓汤，也不具有高汤或上汤的营养价值，只是用各种食品添加剂模拟浓汤味道而已。此类产品大部分还含较多盐或钠，即使不再加盐，也不建议作为汤饮用。一个较健康的吃法是把这些复合调味料溶解成羹汤，然后放入一些蔬菜，如油菜、菜心、菠菜、小白菜、大白菜、芥菜、豆芽、冬瓜、木耳等快速煮熟，只捞菜吃不喝汤。

蚝油，增鲜酱汁

蚝油是用蚝（牡蛎）熬制而成的调味料，大多数产品还添加味精、核苷酸等增味剂和增稠剂，在超市里多与酱油等调味品一起摆放。蚝油是酱汁，而非油脂。呈稀糊状，无渣粒杂质。颜色红褐色或棕褐色，有香气和甜味，还有咸味，适合拌面、拌菜、煮肉、炖鱼、做汤等。

海鲜汁、沙茶酱等混合型调味品也能提供鲜味，其鲜味来自贝类原料。这类调味品有些还兼具香、辣、甜、咸等味道。

🍊 紫菜和裙带菜，天然鲜味

味精最早是从海带中发现提取的。海带、紫菜、裙带菜等海藻类食物不但营养价值很高，还都含有鲜味物质，适合煮汤调味。干紫菜、干裙带菜很容易在超市里买到，价格不贵。干贝、扇贝丁等贝类干制品也有较好鲜味，适合煮汤调味，但价格较高。

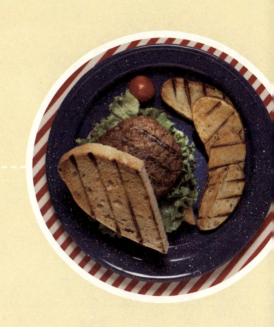

第10章

补充营养预防疾病

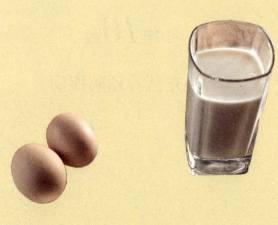

● 补充营养的3种武器

解决营养问题，总体上有3种常用方法，即食物补充、营养素补充剂和强化食品。3种方法各有优缺点，但均可选用。很多时候三管齐下可以更好地解决营养问题，但最好咨询有经验的营养师或医生。

食物是补充营养的最好来源，合理搭配的均衡饮食既可以预防由于营养缺乏引发的疾病，如贫血、骨质疏松、营养不良等，又可以预防高血压、冠心病、脑卒中、动脉硬化、糖尿病、脂肪肝等常见慢性病。食物的作用不限于预防，当出现这些问题时，在均衡饮食的基础上，有针对性地多选用重点食物，避免不健康的食物，亦可起到一定的治疗或支持作用。

营养素补充剂是指以补充各种营养物质为目的的产品，大多是片剂、胶囊、油丸、粉剂、口服液等。它们有的是保健食品批号，有的是OTC（非处方药）批号，有的是普通食品批号。它们的优势是快捷有效，直接针对具体存在的问题，如缺铁的补铁，缺钙的补钙，缺维生素B_1的补充维生素B_1，简单易行。目前市面上此类产品众多，质量参差不齐，广告宣传多有偏差，易因滥用、误用而带来安全隐患，这是营养素补充剂存在的问题。另一个问题是，营养素补充剂对慢性病的防治作用一直有很多争议，效果不是十分肯定。

强化食品是指添加了营养素的食品，如强化铁酱油（加铁酱油）、加碘盐、强化面粉、强化大米、配方米粉、孕妇奶粉、强化维生素AD牛奶等。强化食品补充营养的效果十分肯定，又无过量或滥用之虞，因而备受

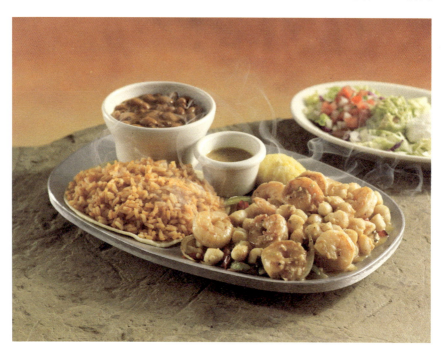

推崇。强化食品中添加何种营养素、添加多少、怎么添加等相关问题均有明确的规定或标准，所以不用担心其安全性。遗憾的是，我国目前强化食品的种类较少，还不被大众了解。

如何补钙，促进骨骼健康

牛奶、酸奶、奶粉、奶酪、羊奶等奶制品含钙较多，吸收较好，是钙的最好来源。低脂奶类、脱脂奶类、低乳糖奶类尤其值得推荐，每天250~500毫升。但牛奶饮料、酸奶饮料、再制奶酪、奶油等不是钙的良好来源。

豆腐、豆腐干、干豆腐、千张等大豆制品也是钙的良好来源，应每天食用。但豆浆、腐竹、内酯豆腐等钙含量较低。

油菜、菠菜、菜心、西蓝花、小白菜、茼蒿、紫甘蓝、海带、紫菜等深色蔬菜也能提供很多钙，应该作为餐桌蔬菜的主角。

虾皮、芝麻酱、贝类也提供较多钙，但只能限量食用。

市面上出售的各种钙片五花八门，只要是正规合格的产品都可以达到补钙目的。一般推荐碳酸钙类产品，其钙含量高，吸收率不低，安全性好。不能耐受碳酸钙者可选用氨基酸螯合钙、葡萄糖酸钙等。每天酌情补充300~600毫克钙（以钙元素计）为宜。补钙产品大多同时添加维生素D，以促进钙吸收。

强化面粉中也添加了少量碳酸钙，请注意此类产品营养成分表中钙含量，见产品标签的营养成分表。

如何补充维生素D，促进全面健康

维生素D太重要了，有助于促进钙的吸收，从而使骨骼健康；维生素D缺乏可能会导致癌症、糖尿病、心血管疾病。然而，日常食物除某些海鱼（如三文鱼、金枪鱼、沙丁鱼等）含有较多维生素D外，其他天然食物中维生素D含量极少，不能满足机体需要。实际上，机体需要的维生素D大部分要由皮肤在日光照射下合成。户外活动少、日晒不足、遮阳伞和防晒霜等防晒措施都会导致皮肤合成维生素D不足。因此，维生素D是目前国人已知缺乏人群比例最高的维生素。

但补充维生素D仍是一个具有争议性的话题。北京友谊医院知名营养师顾中一仔细梳理了国内外权威机构关于补充维生素D的观点。这些机构包括世界卫生组织（WHO）、美国国立科学研究院医学研究所、美国内分泌协会、美国预防服务工作组、美国皮肤科学会、美国国家骨质疏松症基金会、美国食物与营养协会、中国营养学会、中华医学会骨质疏松和骨矿盐病分会和哈佛大学公共卫生学院等等。虽然各个权威机构的观点并不相同，但顾中一营养师还是根据医学界的最新证据、人种、地理条件、气候环境、饮食习惯、季节、生活习惯、经济条件等等因素给出了指导意见：

1.不在乎每次几十元检测费用的人可以定期检测维生素D，缺乏者（在我国北方人群比例很高）可能需要每日服用维生素D 2000~3000IU的剂量，好在成人每日4000IU以内是安全的。已确诊骨质疏松或佝偻病的患者请遵医嘱。

2.0~1岁婴儿如果是纯母乳喂养又或者饮用配方奶不到1升的，出院起需每天服用400IU纯维生素D制剂，以滴剂为佳，买不到的可以购买相应剂量的维生素AD制剂甚至是鱼肝油，同时婴幼儿应当避免阳光直射。早产儿、双胎多胎儿每天800IU至出生后3个月，之后改为400IU。青少年、孕妇、乳母应多户外活动并吃富含钙磷的食物，此外每日补充400IU维生素D，60岁以上老人每日800IU维生素D。

3. 成人应多多户外活动，在阳光明媚的日子里暴露双上肢户外活动半小时即可获得当天所需维生素D，这比服用维生素D制剂更好，但如果需要美白护肤的人还是应至少做好面部防晒工作，比如防晒霜、遮阳帽、遮阳伞等等。过于宅、雾霾影响、昼伏夜出、冬天无法暴露皮肤、北方日照时间短、南方梅雨季节等原因做不到平均每周150分钟户外日晒的成年人，也最好每日服用400IU维生素D补充剂（复合型营养补充剂常含有此剂量）。做不到每天规律服用的可考虑高剂量低频次，在冬天增加到800IU。

4. 维生素D_2或是维生素D_3制剂区别不大。国外维生素D膳食补充剂较便宜，但网购有风险，国产保健品注意选择有保健食品标识的。

如何补铁，防治贫血

90%以上的贫血都是缺铁性贫血，虽然患病原因比较复杂，未必是单纯的饮食缺铁，但不论何种病因造成的缺铁性贫血，在积极治疗原发病的同时，补铁总是必要的。

瘦肉、动物肝脏和血液是铁的最好来源，含铁多，易吸收，要经常或每天食用。禽肉、鱼虾是铁的良好来源，而且促进肠道吸收其他食物中的铁。奶类、蛋类、大豆制品和蔬菜水果都不是铁的良好来源。虽然大枣、桂圆、菠菜、木耳、枸杞子、红糖等植物性食物一直被视为"补血"食品，但它们都不是铁的良好来源，防治缺铁性贫血的效果较差。

复合维生素矿物质大多都含有铁，是补铁的较好选择之一，因为贫血者经常也会缺乏其他营养素。选择单独补铁的补充剂或药物也可以。补铁药物的特点是剂量较大，治疗效果更明确，有的是处方药（需要医生开处方才能购买），主要用于治疗，而不能用来预防贫血。普通人过量补铁有害无益。

铁强化酱油、强化面粉、孕妇奶粉、婴儿奶粉、中老年奶粉、配方米粉等都添加了铁，是补铁的较好选择，一般无过量之虞。其铁含量见产品标签的营养成分表。

如何补充维生素C，预防慢性病

新鲜蔬菜水果是补充维生素C的最佳选择，特别是鲜大枣、猕猴桃、柑橘类、草莓等水果，以及菠菜、油菜、菜心、青椒、苦瓜、菜花、西蓝花、芹菜等新鲜蔬菜含较多维生素C。鲜榨的果汁、蔬菜汁也不错。但加糖的现榨果汁或蔬菜汁、果汁饮料以及添加维生素C的甜饮料都不是推荐选择。

补充维生素C的补充剂非常多，有单独的维生素C，也有复合维生素矿物质。这些产品中的维生素C，不论天然的还是合成的，对防治维生素C缺乏都有效，而且效果相差无几。补充维生素C另一个重要作用是促进铁吸收，防治缺铁性贫血。补充维生素C的其他好处，包括美容养颜、降血脂、解毒、抗衰老、防感冒、降低血黏度等，目前还没有足够的证据支持。但成年人每天补充200~400毫克维生素C是非常安全的，值得尝试。

添加维生素C的饮料、零食有很多，但不值得推荐。孕妇奶粉、婴儿奶粉、中老年奶粉、配方米粉等常常也添加了维生素C，可酌情选用。

如何补充维生素B$_2$，防治口腔溃疡

维生素B$_2$缺乏会影响皮肤和口腔黏膜健康，如导致口腔溃疡等。但维生素B$_2$缺乏并不是导致口腔溃疡的唯一原因，其他B族维生素、维生素C、维生素E、锌等也会导致口腔溃疡。还有少数口腔溃疡不是缺乏营养造成的，需要药物治疗。

要想找出维生素B$_2$含量较高的食物是很困难的，因为日常食物含维生素B$_2$都不是很丰富。补充维生素B$_2$的可靠办法是饮食尽量均衡，即鱼、肉、蛋、奶、大豆制品、绿色蔬菜、新鲜水果、粗粮等样样齐全。齐全均衡的饮食也可以补充其他营养素，对防治口腔溃疡大有好处。

直接补充维生素B$_2$片剂或药丸是快捷可靠的办法。维生素B$_2$缺乏经常与其他维生素缺乏同时发生，这是因为维生素B$_2$缺乏主要是饮食不均衡造成的，而饮食不均衡就很可能缺乏多种维生素，不止于维生素B$_2$。因此最好同时补充多种维生素，包括维生素B$_2$、维生素B$_1$、维生素B$_6$和维生素C。预防口腔溃疡可选用复合维生素矿物质（种类齐全，剂量不高），治疗口腔溃疡可选用"大剂量"的维生素B$_2$（每天3次，每次1粒5毫克）、维生素B$_1$（每天3次，每次1粒10毫克）、B$_6$（每天3次，每次1粒10毫克）、维生素C（每天3次，每次1粒100毫克），短期应用两三个星期。

强化面粉中添加了维生素B$_2$、维生素B$_1$、尼克酸、叶酸等B族维生素，

含量见产品标签营养成分表。

如何补充维生素B$_{12}$，预防老年人虚弱贫血

维生素B$_{12}$是人体所需一种非常重要的维生素，缺乏时人会感到虚弱、没有食欲、便秘、消瘦，严重时导致贫血和痴呆。

鱼、肉、蛋、奶等动物性食物均含有维生素B$_{12}$，谷类、蔬菜、水果、大豆等植物性食物均不含有维生素B$_{12}$或不能吸收。所以严格素食者要注意补充维生素B$_{12}$。

普通食物中维生素B$_{12}$吸收时必须有足够的胃酸帮忙才行，胃酸不足也会导致维生素B$_{12}$缺乏。50岁以上老人大约有10%～30%属于胃酸不足，所以美国农业部《膳食指南》建议，50岁以上的老人每天通过口服维生素补充剂或强化食品来补充维生素B$_{12}$。这些来源的维生素B$_{12}$无须胃酸亦可吸收。

年轻人如果患有萎缩性胃炎、消化吸收不良等疾病时，也有可能缺乏维生素B$_{12}$，也需要通过口服维生素补充剂或强化食品来补充维生素B$_{12}$。有些更严重的情况，如胃切除、恶性贫血等应该通过注射维生素B$_{12}$来补充。

目前国内市场上强化维生素B$_{12}$的产品极少，但维生素B$_{12}$补充剂（包括OTC）还是很容易买到的。

如何补充维生素A和叶黄素，保护眼睛和视力

维生素A具有广泛的作用，包括对眼睛特别是夜视适应能力有重要作

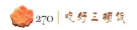

用，这早就被人们所熟知。而叶黄素对视力的重要作用是最近几年才被发现的，它在视网膜吸收蓝光，减轻黄斑区变性。

动物肝脏、瘦肉、鱼虾、蛋类是维生素A的良好来源。菠菜、韭菜、西蓝花、芥菜、茼蒿、小白菜等深绿色蔬菜和胡萝卜、南瓜、西红柿等红黄色蔬菜富含类胡萝卜素，可以转化为维生素A。

叶黄素也是类胡萝卜素大家族中的一员，但它不能转化为维生素A。西蓝花、羽衣甘蓝、菠菜等深绿色叶菜含有丰富的叶黄素。南瓜、桃子、辣椒、杧果、柑橘等也含有较多叶黄素。其他深绿色蔬菜和红黄色蔬菜、玉米、蛋黄也含有一些叶黄素。

市面上补充维生素A（或β-胡萝卜素）的产品有很多，比如鱼肝油制剂、维生素AD胶丸、胡萝卜素胶囊、复合维生素矿物质等。补充叶黄素的产品则只有叶黄素胶囊或片剂。

目前还没有添加叶黄素的强化食品。

如何补充膳食纤维，防治便秘

膳食纤维的成分非常复杂，包括十余种结构不同的物质，但它们共同的基本作用是促进排便，所以便秘者应补充膳食纤维（个别梗阻性便秘例外，需遵医嘱）。

杂粮、杂豆、全麦粉、糙米等粗粮含有较多膳食纤维，促进排便的效果非常明显，每天应占主食的50%以上。

蔬菜是膳食纤维另一个主要来源。膳食纤维含量较多的蔬菜有芹菜、苋菜、萝卜缨、空心菜、菠菜、蒜薹、竹笋、茭白、油麦菜、韭菜、圆白菜、娃娃菜、香菇、木耳、紫菜、豆角、芸豆、刀豆、四季豆、荷兰豆、荠菜、黄花菜、苦菜、甜菜根、西蓝花、胡萝卜、菜花等。水果也提供一些膳食纤维，但大多不如蔬菜和粗粮。鱼、肉、蛋、奶均不能提供膳食纤维。

补充膳食纤维的保健食品市面上有很多，包括麦麸制品、果蔬粉、大豆膳食纤维、魔芋粉制品、海藻类提取物、小麦苗制品等。服用这些膳食纤维产品的同时要多喝水，才能起到较好效果。

🍊 如何补充钾，防治高血压

增加钾摄入量对防治高血压十分有益。钾的最好食物来源是蔬菜和水果，尤其是绿色叶菜、菌藻类和柑橘类水果，应每天食用。紫菜、黄豆、冬菇的钾含量非常多。此外，瘦肉、禽类、鱼虾和奶类也能提供一些钾。

一些复合维生素矿物质补充剂也含有钾。高血压患者服用双氢克尿噻等排钾利尿药时，除了多吃富含钾的食物外，往往还要通过药物来补钾。但服用前要咨询医生，过量补钾有风险。

市面上没有添加钾的强化食品，但第9章推荐的低钠盐含有较多钾。

🍊 如何补充蛋白质，满足核心营养需要

蛋白质是人体所需最重要的营养素，缺乏蛋白质将严重影响人体的体力、免疫力、皮肤、骨骼、肌肉、血液和各个内脏的功能。幸运的是，蛋白质的食物来源比较多。鱼虾、肉类、蛋类、奶类等动物性食物都含有丰富而优质蛋白质，大豆及其制品和坚果等植物性食物也是蛋白质的较好来

源。谷类也能提供不少蛋白质，但蛋白质质量不高。

蛋清、脱脂奶、虾、豆腐、瘦肉、鸡脯肉等都是补充蛋白质的优质食材（蛋白质很多，脂肪很少），而海参、鱼翅、鱼胶、燕窝等号称高蛋白的食材，其蛋白质含量固然很高，但质量不高，故不是蛋白质的良好来源。

普通人平均每天需要摄入60~80克蛋白质，这些蛋白质完全可以在均衡饮食中获取。而且混合食用各种来源的蛋白质，可以通过互补作用提高整体营养价值。但严重偏食、严格吃素或进食不良者容易缺乏蛋白质，出现瘦弱、皮包骨或浮肿、皮肤松弛、毛发稀疏等症状。此时补充蛋白质类产品是有益的，大豆蛋白粉、乳清蛋白粉是常用来补充蛋白质的产品，后者比前者的营养价值更高。大豆蛋白肽、昆虫蛋白肽等以"肽"为名的保健品，也是补充蛋白质的一种方式，比普通的蛋白粉更容易消化吸收。不过，胶原蛋白或胶原蛋白肽的营养价值较低，不是优质蛋白质。

如何补充磷脂，改善血脂代谢

磷脂是脂类营养物质之一，特别是卵磷脂对血脂代谢有重要影响。蛋黄中含有大量卵磷脂。大豆中卵磷脂含量也很丰富。瘦肉、内脏、鱼虾等也能提供较多磷脂。葵花子、花生等坚果和杂豆类也含有一些磷脂。

市面上出售的卵磷脂产品，要么从大豆榨油后的"豆粕"中提取，要么从蛋黄中提取，常作为改善血脂代谢的保健食品售卖。与鱼油（DHA）类搭配食用时，改善血脂的作用最强。

很多添加油脂的小零食，如蛋黄派、巧克力、法式小蛋糕等也添加磷脂，作为食品乳化剂，兼具补充磷脂的作用。但这些食物通常含有大量脂肪，对血脂有害无益。

🍊 如何补充糖，防治低血糖

血液中葡萄糖浓度太低，导致大脑组织得不到充足的能量供应，进而出现饥饿感、焦虑、出汗、心慌、头晕、昏倒等症状。

主食类、水果、甜食、饮料和蜂蜜等都能快速补充糖分，改善低血糖。但鱼、肉、蛋、奶、大豆制品和坚果等高蛋白低糖类食物改善低血糖的效果较差。蔬菜也不是很好的选择，但摄入蔬菜、粗粮、坚果和高蛋白食物是预防低血糖反应出现的关键。

葡萄糖粉一度作为营养品出售，但它的营养价值极低，完全称不上"营养品"，不过，对于应急改善低血糖反应而言，葡萄糖粉比白糖更有效。

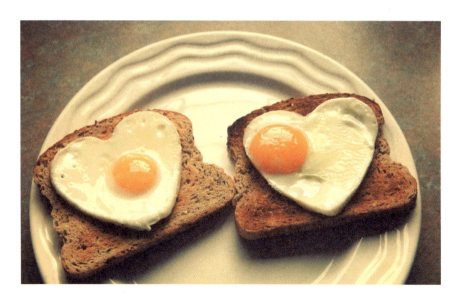

🍊 如何补充抗氧化剂，延缓衰老

人体衰老与氧化有关，抗氧化食物有助于延缓衰老。很多食物含有天然的抗氧化剂，如类胡萝卜素（包括β胡萝卜素、α胡萝卜素、叶黄素、番茄红素等）、花青素、多酚、维生C、维生素E和硒等，可以对抗体内的氧化因素，延缓衰老和某些慢性病发展。

绿色和红黄色蔬菜或水果，如菠菜、油菜、菜心、青椒、西蓝花、胡萝卜、西红柿、南瓜、柑橘、西瓜、杧果、哈密瓜、草莓、枣、杏、猕猴桃等含有丰富的维生素C和类胡萝卜素。紫色蔬菜和水果，如紫薯、紫甘蓝、紫萝卜、紫青椒、蓝莓、紫葡萄等含有丰富的花青素。茶、咖啡含有大量多酚。富硒大米、富硒茶、富硒苹果、富硒鸡蛋或鸭蛋等含有较多硒。坚果和绿叶蔬菜富含维生素E。红酒含有白藜芦醇和花青素，也有抗氧化作用。

市面上可以买到各种各样的抗氧化类保健食品，如维生素C、维生素E、番茄红素、叶黄素、β胡萝卜素、花青素（葡萄籽提取物）、银杏叶提取物、茶多酚、白藜芦醇、硒酵母、亚硒酸钠等。不过，这些抗氧化保健食品是否能发挥与上述食物相同的作用，目前尚不得而知。

🍊 如何补充雌激素，美容养颜

女性身体和容颜的衰老与其体内雌性激素水平降低有直接关系。雌激素主要由卵巢合成，但随着年龄增加卵巢功能逐渐衰退，更年期问题也由此而来。有些更年期问题或雌激素异常减少需要口服雌激素治疗，这应遵从妇科医生的医嘱。

雪蛤、蜂王浆等特殊食物或滋补品含有雌激素，这些来源于动物的雌激素对人体同样能发挥作用，所以它们能能补充雌激素，发挥美容养颜作用，有益于延缓女性衰老。不过，患有子宫肌瘤、乳腺增生、乳腺癌、子宫内膜癌、经前期综合征等疾病的女性不能食用雪蛤或蜂王浆，因为这些疾病与雌激素过多有关。

大豆及其制品含有大豆异黄酮，其作用与雌激素有点类似，但作用强度很弱，一般不会导致雌激素过多或有副作用。整粒大豆、豆粉、豆浆等均含有丰富的大豆异黄酮，豆腐、豆腐干、豆皮、腐竹等大豆制品含大豆异黄酮相对较少，豆油中几乎不含大豆异黄酮。腐乳、豆豉、纳豆等发酵大豆制品中的大豆异黄酮活性更强。

很多动物性制品、护肤美容产品都含有少量雌激素，而有的产品被偷偷添加了雌激素，因此不要滥用这些含有或添加雌激素的产品。